100세 건강 프로젝트

당뇨와 비만

해독이
답이다

김동석 지음

상상출판

생활습관병과 당뇨병의 원인은 잘못된 생활습관에 있다

현대의학의 발달로 많은 병이 치료되지만 당뇨병, 고혈압, 비만, 고지혈증 같은 생활습관병은 오히려 증가하고 있다. 그 이유는 무엇일까? 특히 중국은 1억 명이 넘는 당뇨병 환자로 심각한 사회문제가 되고 있고 한국도 예외가 아니다. 암이나 고혈압, 비만 등을 더하면 문제는 더욱 심각하다.

당뇨병의 원인은 잘못된 생활의 중독 때문이다. 우리 몸은 좋은 습관이든 나쁜 습관이든 세뇌되어 중독된다. 물론 운동과 같은 좋은 습관의 중독은 몸에 도움이 되지만 당 중독과 같은 나쁜 습관은 건강에 해를 끼친다. 나쁜 습관에 중독됐을 때 아무리 몸에 나쁜 습관이더라도 멈추게 되면 몸에 이로운 것이 아니라 도리어 짜증이나 우울, 두통, 복통과 같은 금단현상을 유발한다. 마약이나 술, 담배가 몸에 해로운 것을 알지만 금단현상 때문에 끊기란 무척 힘든 것과 같다.

KBS에서 방송한 〈건강혁명〉 4기 캠프는 소아 고도비만이 주제였다. 여기에 참여한 아이들은 식사하는 시간이 너무 빠르다는 것과 편식이 심하다는 공통점이 있었다. 특히 3남매는 맛있는 음식이 있을 때 먹는 속도가 더욱 빨라졌는데, 이는 맛있는 음식을 차지하려 경쟁하면서 먹기 때문이었다.

포만감은 배로 느끼는 게 아니라 뇌의 시상하부가 분비하는 렙틴이라는 호르몬에 의해 느끼게 되는 것이다. 포만감을 느끼는 데 걸리는 시간은 15분이다. 따라서 빨리 먹으면 배가 불러도 포만감을 느끼지 못하여 과식하게 되고 결국 비만이 되기 쉽다.

젖먹이 아기는 정해진 양만 먹고 더 먹이려 하면 칭얼거리다 결국 울음을 터뜨리고 만다. 정해진 양만큼 먹다가 주는 양만큼 먹는 나이가 세 살이다. 세 살부터 본능을 떠나 습관이 생겨나는 것이다. 그래서 나온 말이 '세 살 버릇 여든까지 간다'라는 속담이다.

세 살 때부터 인성이나 습관이 결정되기 때문에 세 살은 삶의 성공 기초를 세우는 중요한 시기를 상징한다. 개인의 성격은 유전적 요인에 바탕을 두지만, 주변 환경이나 가정, 학교, 친구의 영향을 더 많이 받는다.

세 살 버릇이 여든까지 간다는 속담은 어린 시절 잘못 들인 버릇은 여든 살이 될 때까지 고쳐지지 않으므로 치러야 할 비용이 얼마나 큰지 강조하는 말이다. 100세 시대를 맞이하는 현대 사회에서는 이 속담을 '세 살 버릇 백 살까지 간다'로 수정해야 할 것이다. 유년기의 습관이 얼마나 중요한지 부모는 깨달아야 한다. 아토피나 소아비만을 고치려면 엄마가 바뀌어야 한다. 생활습관병이 늘어가는 이유는 아마도 맞벌이 부부가 늘어나는 가족문화에도 그 원인이 있을 것이다.

'세 살 버릇 여든까지 간다'는 속담처럼 한번 들인 습관은 고치기 힘들다. 그래서 생활습관병 치료가 힘들다. 운동을 하고 스트레스 없이 음식 먹는 습관을 올바르게 들여야 한다는 사실을 모르는 사람은 하나도 없다. 하지만 구체적으로 올바른 생활이 무엇인지 물어보면 잘 모르는 경우가 많다.

당뇨병 환자들은 막연하게 당뇨병엔 운동이 좋다고 알고 있지만 언제, 어떻게 해야 할지, 적당한 운동량은 어느 정도인지는 대부분 모른다. 운동이 무조건 좋다고 여겨서 당뇨약을 먹은 후 바로 지나친 운동을 하다 저혈당 쇼크에 빠지는 경우도 심심찮게 보게 된다. 운동이 좋긴 하지만 당뇨약을 먹게 되면 당이 내려갈 것이고 운동을 해서 당이 더욱 떨어지니까 쇼크가 오는 것이다.

KBS의 〈건강혁명 – 베이스캠프〉는 당뇨병 같은 생활습관병의 원인이 되는 나쁜 습관을 캠프를 통해 발견하고, 그것을 올바른 생활습관으로 바꾸어 생활에 적용해 건강을 되찾자는 취지의 프로그램이다.

생활습관이나 중독은 의지만으로 고치기 힘들다. '담양힐링센터 당뇨병 (생활습관병) 캠프'에서는 잘못된 생활습관 중독증을 찾아내고 개개인의 체크리스트를 만들어 관리한다. 금단현상 같은 증상을 없애 줄 특별한 개인별 맞춤 처방을 통해 건강을 되찾는 프로젝트다. 일반인도 그 방법을 따라할 수 있도록 책으로도 발간한다.

제1장에서는 오염된 음식, 물, 공기로 가득한 오염된 지구에서 오염된 인체를 어떻게 보호하고 해독할 것인가에 대해서, 제2장과 제3장에서는 건강 베이스캠프에서 지켜야 할 내용을 정리했다. 나머지 장에서는 기타 생활습관병, 차와 건강, 체질별 음식 처방에 대해서, 부록에서는 담양힐링센터에서 실시하는 당뇨병(생활습관병) 캠프의 내용을 실었다.

명가한방병원 대표원장
김동석

Contents

1장
당뇨

2장
비만

3장

생활습관병 치료의 시작은 해독이다

4장

차와 건강

5장

체질별
음식 처방

6장

수소수

당뇨

ⓞⓛ 당뇨병은 중독이다

당뇨병이란 혈당이 높은 일련의 대사질환을 통칭하는데, 원인은
다양하지만 일반적으로 유전적 요인과 환경적 요인의 복합적인 상
호 작용에 의해 발병한다.

고혈당에 이르는 기전은 다음과 같다. 첫째는 인슐린 분비 장애이고, 둘
째는 말초조직에서의 포도당 이용 장애, 셋째는 간에서의 과도한 포도당
신생 합성이다.

당뇨병은 크게 제1형과 제2형으로 나눌 수 있다. 제1형 당뇨병은 췌장
의 베타세포 파괴에 의한 인슐린의 절대적 결핍이 특징이고, 제2형 당뇨
병은 인슐린 저항성 위에 나타나는 다양한 베타세포 기능 장애가 특징
이다.

당뇨병의 증상은 여러 가지인데, 당뇨병 자체의 증상보다 합병증이 문제
가 된다. 혈액순환에 문제가 생겨 모세혈관이 많은 신장이나 망막, 신경
등에 합병증과 관상동맥질환, 뇌졸중 등 비교적 혈관 합병증을 유발한다.
대표적으로 당뇨병 망막증(눈), 신부전(콩팥), 신경병증, 관상동맥질환(심

장), 뇌혈관질환, 말초혈관질환, 당뇨병성 족부병증, 성기능장애 등의 합병증이 있다.

당뇨병은 환자 개인은 물론 사회학적으로도 상당한 문제가 되고 있으며, 말기 신부전증으로 인한 투석이나 비외상성 하지 절단, 시력 상실의 가장 큰 원인으로 작용한다.

당뇨병 의심 증상

당뇨병은 물을 많이 마시고(多飮), 소변을 자주 보며(多尿), 배가 고파 많이 먹는 증상(多食)이 대표적이다. 체중감소, 피로, 전신쇠약감이 나타날 수도 있다. 혈당이 매우 높은 경우에는 케톤산증, 탈수 등으로 생명이 위험할 수 있지만 대부분 증상을 느끼지 못하고 합병증이 동반된 경우에 진단되기 때문에 침묵 속의 살인자란 별명이 붙었다.

제1형 당뇨병
제1형 당뇨병은 췌장의 베타세포에 기질적 이상이 생겨 인슐린을 생산하지 못하는 것이 특징이다. 대부분의 제1형 당뇨병에서는 자가 면역기전에 의한 췌장 베타세포의 파괴가 나타나며, 베타세포에 대한 자가 항체가 검출된다. 일부 환자는 자가 면역기전 없이 원인 불명인 경우도 있다.

제2형 당뇨병

제2형 당뇨병은 제1형 당뇨병과 달리 체장의 베타세포에 기질적 이상이 생겨서는 아니다. 그보다는 잘못된 생활습관에 의해 일반적으로 인슐린 저항성이 증가한 상태에서 췌장의 기능적 이상으로 인한 인슐린 분비의 감소가 더해져 일어나는 것으로 본다.

당뇨병은 약을 복용하는 것보다는 잘못된 생활습관의 중독에서 벗어나는 것이 중요하다. 당뇨병은 생활문화를 바꾸어 주는 것이 중요하다.

당뇨병 환자의 공통점은 많이 먹으면서도 움직이지 않는다는 것이다. 이러한 사람은 태음인 유형의 체질로, 휴일이면 밖으로 나가 활동하기보다 거실에 누워 한 손에는 TV 리모컨을 쥐고 다른 손으로는 군것질하는 하는 습관을 가지고 있다. 당뇨병 환자의 또 다른 유형은 내성적이면서도 음식을 많이 먹기보다는 성격이 예민하고 꼼꼼하며 결벽증에 가깝고 스트레스를 잘 받는 소음인 유형이다.

당뇨병을 극복하기 위해서는 이러한 습관을 바꾸어야 한다. 운동을 치료 목적으로 하면 오히려 운동을 해야 한다는 스트레스를 받기 쉬운데, KBS 〈건강혁명〉 3기 베이스캠프에서는 관광지를 구경하면서 걸었다. 관광도 하고 운동도 하게 되어 스트레스 없이 만족도가 높았고 당수치도 조절이 잘 되었다.

그리고 절제된 칼로리의 채소 위주 식단과 몸에 맞는 체질별 음식 처방으로 당 수치 조절뿐 아니라 일반적인 건강에도 도움이 되었다.

올바른 운동법과 음식 습관만 잘 들인다면 약물 치료보다 효과적이면서 약물 치료가 갖추지 못한 다양한 장점도 누릴 수 있다.

진단

성인에서 당뇨병 진단 기준은 다음과 같다.

당화혈색소(HbA1C) 6.5% 이상, 여덟 시간 금식 후 공복혈당 126mg/dl 이상, 75g 경구 당부하검사에서 두 시간 후 혈당 200mg/dl 이상, 무작위 당검사에서 200mg/dl 이상이며, 고혈당 증상이 있는 경우이다.

당뇨병 자가 진단 체크리스트

1. 이유 없이 피곤하다.

2. 전신이 나른하고 기운이 없다.

3. 잠을 충분히 잤는데도 피곤이 가시지 않는다.

4. 몸이 땅속까지 꺼져 들어가는 느낌이 든다.

5. 시도 때도 없이 졸음이 온다.

6. 소변을 자주 많이 본다.

7. 갈증을 자주 느낀다.

8. 금방 배가 고프고 음식을 많이 먹는다.

9. 가끔 단것이 당긴다.

10. 갑자기 살이 찌기 시작한다.

11. 많이 먹는데도 살이 빠진다.

12. 종기나 염증이 자주 생긴다.

13. 상처가 나면 잘 낫지 않고 습진이나 무좀이 생긴다.

14. 외음부나 항문이 가렵다.

15. 자주 곰팡이에 감염되고 가려움증이 심하다.

16. 눈 근육이 일시적으로 마비되어 시야가 몽롱해지거나 이중 시야가 나타난다.

17. 백내장으로 시력장애가 생겼다.

18. 망막에 출혈이 생겨 시력이 떨어진다.

19. 한쪽 눈꺼풀이 내려앉아 잘 뜨지 못한다.

20. 밤중에 다리가 마비되거나 뜨끔뜨끔한 통증을 느낀다.

21. 손발이 저리다.

22. 기억력이 현저하게 떨어진다.

23. 손바닥이 눈에 띄게 붉어진다.

24. 심한 설사나 변비가 생긴다.

* 위의 증상 중 5~6개 이상 체크되면 혈당검사를 하여 당뇨병 확인을 해 볼 필요가 있다.

⑫ 당뇨병 상관관계 쉽게 이해하기

스트레스성 당뇨병 쉽게 이해하기

스트레스는 뇌와 장의 연결을 통해 혈당에 영향을 미칠 수 있다.

스트레스는 교감신경을 자극하여 스트레스 호르몬인 코르티솔을 분비하고, 코르티솔은 혈당을 높이는 역할을 한다.

단기적으로는 에너지 공급을 돕지만 장기적으로 혈당 관리에 문제를 일으킨다. 특히, 스트레스가 지속적이면, 혈당이 높아지고 인슐린 저항성이 증가할 수 있다.

스트레스를 받으면 본능적으로 몸에서 '싸우거나 도망가라!'는 반응이 일어난다. 바로 교감신경이 자극되면서 스트레스 호르몬인 코르티솔과 아드레날린이 분비되고, 이 호르몬들은 혈당을 높이는 역할을 한다. 왜냐하면, 몸에서 급하게 에너지를 필요로 하기 때문이다.

마치 우리가 다가오는 위험에 맞서 싸우거나 도망가야 할 때, 에너지를 빠르게 쓸 수 있도록 체내 연료(혈당)를 준비하는 것과 같다고 생각하면 된다.

당뇨병이 있는 사람의 경우, 이미 인슐린 저항성이 있거나 인슐린 분비가 원활하지 않아 혈당 조절이 어려운 상태이기 때문에 스트레스가 더해지면 혈당이 급격하게 상승할 수 있다.
당뇨병이 있는 사람은 스트레스를 받으면 불에 기름을 부었을 때처첨 혈당이 급격하게 올라간다. 이미 혈당을 조절하는 시스템에 어려움이 있기 때문에, 스트레스가 더 큰 문제를 일으킬 수 있다.

장기적인 스트레스가 누적되면, 코르티솔 수치가 지속적으로 높아져 만성 고혈당 상태를 만들고 이로 인해 인슐린 저항성이 더욱 악화되어 당뇨병이 더 심각해지는 원인이 된다.
당뇨병에 스트레스 관리는 중요하다. 스트레스만 잘 관리해도 혈당 상승을 막을 수 있다. 예를 들어 명상, 운동, 깊은 호흡 등은 스트레스를 줄이는 좋은 방법으로, 호르몬 균형이 맞춰져 혈당이 안정되는 데 도움이 된다.

당뇨병과 운동의 관계 쉽게 이해하기

운동을 하면 근육이 활동을 시작하면서 에너지가 필요하다. 이 에너지는 혈당을 통해 얻어지는데, 운동을 하면 혈액 속 포도당이 세포의 미토콘드리아에 전달되면서 혈당이 낮아진다.

마치 자동차가 움직일 때 연료를 사용하는 것처럼, 운동을 하면 근육이 혈당을 연료로 사용해서 혈당이 내려가는 것이다.

유산소 운동(걷기, 달리기, 자전거 타기 등)은 혈당을 빠르게 낮추는 데 효과적이다. 유산소 운동은 심장을 빠르게 뛰게 하고, 체내 에너지 소모를 촉진해 혈당을 낮추는 데 큰 도움이 된다. 특히 30분 정도의 빠른 걷기를 하면 혈당이 즉각적으로 감소하는 효과가 있다.

근력 운동(웨이트 트레이닝, 스쾃 등)은 근육량을 증가시키는데, 이는 장기적으로 혈당을 안정시킨다. 근육량이 많아지면, 혈당을 더 효율적으로 처리할 수 있기 때문에 당뇨병 관리에 도움이 된다. 티코보다 그랜저의 휘발유 소비량이 많은 것처럼, 근력 운동을 통해 근육량을 늘리면 같은 운동을 해도 에너지 소모가 늘어 혈당이 더 잘 조절되는 것이다.

체온과 당뇨병의 관계 쉽게 이해하기

체온과 당뇨병은 밀접한 관계가 있다.
체온이 높아지면 신진대사가 활발해지며, 혈액순환이 좋아져 혈당도 더 잘 조절된다. 운동을 하면 체온이 올라가고 혈당을 낮추기 때문에, 체온이 높아질수록 당뇨병 관리가 더 수월할 수 있다.

반대로 체온이 낮을 때는 혈액순환이 원활하지 않아 신진대사가 느려지면서 혈당 조절이 어려워진다. 차가운 날씨나 추운 환경에서는 혈당이 불안정해지므로 추운 날씨에 체온을 유지하는 것이 당뇨병 관리에 중요하다. 체온이 너무 낮으면 인슐린의 효능도 떨어져 혈당 조절이 어려워질 수 있다. 당뇨병 관리에서 중요한 것은 체온을 일정하게 유지하는 것이다. 따뜻한 옷을 입거나 운동을 통해 체온을 적당히 유지해 혈당을 안정시키는 것이 좋다.

당뇨병, 고혈당과 암의 관계 쉽게 이해하기

당뇨병과 고혈당은 암과 관련이 있는데, 혈당이 높은 상태가 지속되면 체내 환경이 암세포가 자라기 좋은 환경으로 변하기 때문이다.

고혈당 상태가 지속될수록 체내에 있는 인슐린과 인슐린 유사성장인자(IGF)가 많아진다. 이 물질은 세포 성장과 분열을 촉진하는데, 마찬가지로 암세포도 빠르게 자극해서 고혈당 상태에서는 암세포가 더 잘 자라는 환경이 만들어진다. 마치 식물에 물을 많이 주면 잘 자라는 것처럼 인슐린과 IGF가 늘어날수록 암세포도 자라게 되는 것이다.

당뇨병 환자는 고혈당 상태가 지속되기 때문에 암 발병 위험도가 높아진다. 특히 2형 당뇨병 환자들의 경우 체내 염증 수치가 높아지는데, 염증 역시 암 발생을 촉진하는 요인 중 하나이다. 또한, 지속적인 고혈당은 체내 산화 스트레스를 증가시켜 암세포가 자라기 쉽다.

고혈당은 체내 혈관에 손상을 주고, 활성산소가 DNA에 이상을 초래해 암세포가 발생할 가능성이 커진다.

당뇨병과 만성피로 쉽게 이해하기

혈당이 높거나 혈당 수치가 불안정하면 체내 세포는 에너지를 제대로 사용할 수 없게 된다. 당분이 세포로 들어가지 못하고 혈액에 남아서 세포가 에너지를 제대로 얻지 못하고, 고혈당이 혈액순환을 방해해 지속적인 피로감을 느끼게 된다. 즉 당뇨병이 있으면 혈액 속에 당분이 많지만, 세포는 그 에너지를 쓸 수 없어서 계속 피곤하고 힘이 빠지는 만성피로가 된다.

당뇨병에서 혈당이 높아지면 소변을 자주 보게 되어 몸속의 수분이 당과 함께 빠져나가 탈수 증상이 나타나며, 체내 수분 부족으로 피로감이 더 심해질 수 있다. 탈수가 일어나면 몸의 기능이 제대로 작동하지 않게 되고, 피로감이 누적된다.

당뇨병에 걸리면 살이 빠지는 이유는 혈당 조절의 실패로 인해 에너지 흡수에 문제가 생기기 때문이다. 에너지를 제대로 공급받지 못한 세포는 대신 지방과 근육을 분해해 에너지원으로 사용하여 영양소와 수분이 빠져나가고, 근육 손실이 일어나면서 체중이 빠지게 된다.

잠이 당뇨병에 미치는 영향 쉽게 이해하기

진료를 하다 보면 당뇨병 환자의 70%가 불면증을 가지고 있음을 알게 된다. 소변을 자주 보게 되어 자다가 자주 깨게 되고 밤에 못자니까 낮잠을 청하게 되는 일이 많은 것이다. 15~30분 정도의 짧은 낮잠은 약이 되지만, 너무 길게 낮잠을 자는 것은 오히려 독이 되어 불면증을 가중시킨다. 수면 시간이 부족하면 당화혈색소가 3~6배 증가한다는 보고도 있다. 불규칙한 수면 습관은 당뇨병뿐 아니라 암 발생률도 높인다.

밤에 일하는 직업을 가진 사람이 심장질환이나 유방암에 걸릴 확률이 높고, 유방암 환자 중 90%가 불면증을 앓고 있으며, 주야 교대 근무를 하는 남성은 전립선암 발생률이 3.5배 높다고 하니 규칙적인 수면 습관이 건강에 얼마나 중요한지 알 수 있다. 잠은 우리 몸에 가장 필요한 휴식이자 보약이라고 할 수 있다.

03 당뇨병 극복 세 가지 비법

올바른 식습관

당뇨병에는 완전한 탄수화물과 충분한 단백질 섭취가 답이다. 2012년 통계에 따르면 미국은 우리나라보다 비만 인구가 열 배나 많지만 당뇨병 환자의 비율(미국 9.4%)은 우리나라(12.4%)보다 적다. 그 이유 중의 하나가 충분한 단백질을 섭취하기 때문이라는 연구 결과가 있다.

우리나라 사람들의 식생활습관에 문제가 있다는 결과인데, 즉 탄수화물 섭취는 많은 반면 단백질 섭취가 부족한 것이 그 원인이다. 당뇨병에 걸렸다 하면 고기를 먹지 말아야 한다는 편견이 문제다. 아예 고기를 먹지 않는 것보다는 서서히 흡수되는 완전 탄수화물 섭취와 더불어 충분한 단백질 공급이 필요하다.

식사에 권장되는 영양
1) 지방

총 칼로리의 20~35% 정도가 적당, 포화지방은 총 칼로리의 7% 미만

일주일에 2회 이상 생선을 먹으면 오메가3 불포화지방산 섭취 가능

트랜스지방 섭취는 최소화

2) 탄수화물

총 칼로리의 45~65%

3) 단백질

총 칼로리의 10~35%

4) 기타

식이섬유를 포함한 음식을 먹으면 식후혈당 상승 정도 감소

당 중독 체크리스트

1. 스트레스를 받으면 단 음식을 통해서 푸는 편이다.

2. 단 음식을 하루라도 먹지 않으면 집중력이 떨어지는 편이다.

3. 국수, 빵, 떡, 과자 등은 배가 부를 때까지 먹는 편이다.

4. 본인 스스로 생각할 때에 단것을 지나치게 많이 먹는 편이라고 느낀다.

5. 식사를 마치고 나면 반드시 단것을 먹는 습관이 있다.

6. 다이어트를 하는데도 쉽게 살이 빠지지 않을 뿐만 아니라
   요요현상도 쉽게 생긴다.

7. 특별한 이유도 없이 짜증을 내거나 히스테리를 부리고
   의욕이 떨어지는 경우가 많다.

8. 예전과 비슷한 정도로 단것을 먹는 편이지만 만족하지 못하는 편이다.

9. 집중력을 요하는 일을 할 때는 초콜릿, 인스턴트 음식, 빵 등이 있어야 한다.

10. 단것을 습관처럼 즐겨 찾는 편이며, 배가 부른 상태에서도 단것이라면 먹는다.

* 위의 항목 중 네 가지 이상에 해당된다면 당 중독이 의심된다.

탄수화물 중독 자가 진단

1. 아침에 밥보다는 빵을 먹는다.

2. 오후 3~4시쯤이면 집중력이 떨어지고 배고픔을 느낀다.

3. 밥을 먹은 뒤에 귀찮음을 느낄 때가 있다.

4. 내 주변에 항상 초콜릿과 과자가 있다.

5. 방금 밥을 먹었는데 허기가 가시지 않는다.

6. 자기 전에 야식을 먹지 않으면 잠이 오지 않는다.

7. 식이요법 다이어트는 3일을 넘기지 못하고 포기한다.

8. 단 음식은 상상만 해도 먹고 싶어진다.

9. 음식을 방금 먹은 후에도 만족스럽지 않다.

10. 배가 불러 속이 거북한데도 계속 먹는다.

* 위의 항목 중 다섯 개 이상에 해당하면 탄수화물 중독이 의심된다.

당뇨병 진단 기준

	정상	공복혈당장애	당뇨병
공복혈당	99mg /dl 이하	100~125mg /dl 이하 110~125mg /dl 세계보건기구 (WHO)기준	126mg /dl 이상
식후 2시간 혈당	139mg /dl 이하	140~199mg /dl	200mg /dl 이상
		내당능장애	

④ 당화지수(GI)와 음식

당화지수(GI)의 개념

당화지수(GI)는 음식이 우리 몸에서 얼마나 빠르게 혈당을 올리는지를 나타내는 지표로 이 지수가 높은 음식은 빠르게 혈당을 올리고, 낮은 음식은 천천히 올린다. 당뇨병 환자가 당화지수를 살펴야 하는 이유는 혈당 상승을 조절하는 것이 매우 중요하기 때문이다.

- **당화지수 0~55** : 낮은 GI, 혈당 상승이 천천히 일어남
- **당화지수 56~69** : 중간 GI
- **당화지수 70 이상** : 높은 GI, 혈당 상승이 빠름

당화지수가 당뇨병에 미치는 영향

당화지수가 높은 음식은 혈당을 급격히 올려서 인슐린이 과도하게 분비되게 하고, 장기적으로 인슐린 저항성을 증가시켜 당뇨병을 악화시킬 수 있다.

당화지수가 낮은 음식은 혈당을 천천히 올려서 혈당 조절이 용이하고, 인슐린의 부담을 줄여 당뇨병에 도움이 된다.

당뇨병에 독이 되는 네 가지 음식

GI지수가 높은 음식

GI지수란 칼로리와 별개로 음식을 먹고 두 시간 후 몸에 흡수되는 속도를 지수화한 것이다. 낮은 칼로리라도 GI지수가 높으면 당뇨병에 좋지 않다. GI지수가 높은 대표적인 음식이 바로 흰 음식 세 가지 흰밥, 밀가루, 설탕이다.

짠 음식

소금은 혈당에 직접적인 영향을 주지 않지만, 과하게 섭취하면 혈액순환 장애로 혈관질환을 일으켜 대사 기능을 망가뜨리게 되고 결국 당뇨병에 좋지 않은 영향을 미친다. 짠맛은 단맛을 부르기 때문에 더욱 자극적인 음식을 먹게 된다.

동물성 지방

동물성 지방도 소금과 같이 혈액이나 혈관에 장애를 일으켜 대사증후군을 야기하는데, 포화지방보다는 불포화지방이 많이 들어 있는 오리고기나 등푸른생선을 먹는 것이 좋다.

단 음식

혈당 유지에 가장 좋지 않은 음식이 단 음식이다. 특히 액상과당은 포만감을 못 느끼게 하여 과식을 불러 비만과 당뇨병을 일으킨다.

당뇨병에 좋은 저당화지수 음식

고구마(GI 약 50)

고구마는 '느리게 가는 산책로'와 같아서, GI가 낮아 혈당을 천천히 올려 당뇨병 관리에 좋다.

귀리(GI 약 55)

귀리는 섬유질이 풍부해 '느리게 음식을 배달하는 트럭'처럼 혈당을 서서히 올려 도움을 준다.

채소(GI 약 15~30)

시금치, 브로콜리 등의 채소는 GI가 매우 낮아 '차분히 흐르는 개울물'처럼 당뇨병 환자의 혈당을 천천히 올린다.

콩류(GI 약 25~30)

강낭콩, 병아리콩 등 콩류는 낮은 GI와 함께 단백질과 섬유질이 풍부해 혈당 상승을 억제한다.

반대로 고당화지수 음식은 흰 빵(GI 약 70), 설탕(GI 약 100)은 GI가 매우 높아 혈당을 급격히 상승시키는데, '고속도로에서 빠르게 달리는 차'처럼 혈당을 빠르게 올린다.

당화지수는 음식이 혈당을 얼마나 빠르게 올리는지를 나타내며, 당뇨병 환자에게 중요한 지표이다. GI가 낮은 음식(고구마, 귀리, 채소, 콩류 등)은 혈당을 천천히 올려 당뇨병 관리에 도움이 되고, GI가 높은 음식(흰 빵, 설탕 등)은 혈당을 급격히 올려 당뇨병에 좋지 않으므로 피해야 한다.

당이 들어 있는 과일을 먹어도 될까?

당뇨병 환자는 당이 적게 들어간 음식을 먹는 것이 중요한데, 과일에는 당이 함유되어 있기 때문에 먹어야 할지 말아야 할지 고민이 된다. 당이 있다고 과일을 무조건 안 먹을 것이 아니라 GI지수가 낮은 과일 위주로 조금씩 자주 먹으면 된다. 당뇨병에 좋은 과일을 GI지수로 살펴보면 레몬(27), 딸기(29), 블루베리(34), 배(32), 사과(36), 복숭아(41), 포도(46), 수박(72) 순이다.

마늘의 효능: 혈액 건강과 당뇨병에 좋은 이유

마늘은 혈액순환을 개선하고 혈당을 조절하는 데 탁월한 항암식품 슈퍼
푸드 1위 식품이다. 마늘의 알리신(Allicin)이라는 성분은 혈관과 혈액을
맑게 하는데, 혈액 속에 쌓인 찌꺼기를 청소해 준다. 마늘은 '혈액의 세탁
기' 역할을 해서 혈관에 찌꺼기가 끼지 않게 한다.

마늘은 혈관을 확장시키고 피가 더 쉽게 흐르도록 하는데, 혈액이 도로
위를 달리는 차라면, 마늘은 도로를 넓게 만들어 교통 체증을 없애는 역
할을 한다.

마늘이 당뇨병에 좋은 이유는 혈당을 낮추고, 인슐린 작용을 도와 세포가
포도당을 더 잘 받아들이게 하기 때문이다. 인슐린이 세포의 문을 열어주
는 열쇠라면 마늘은 이 열쇠를 더 매끄럽게 만들어 문을 쉽게 여는 데 도
움을 주는 셈이다. 마늘은 혈당 스파이크를 완화하여 식사 후 혈당이 갑
자기 올라가는 것을 막아준다.

⑤ 운동은 당뇨병의 명약, 그러나 **잘못된 운동법은 독약**

운동과 당뇨병

당뇨병의 원인은 아주 많지만 결국 혈액 속에 포도당이 너무 많아 생기는 병이며, 크게 두 가지 원인으로 요약할 수 있다. 하나는 너무 많은 포도당 섭취로 당이 올라가는 것이고, 다른 하나는 섭취량은 많지 않은데 포도당이 사용되지 않고 축적되어 당이 올라가는 것이다. 전자의 이유라면 식이 요법으로 당 섭취를 조절하면 되고, 후자의 이유라면 운동으로 포도당을 소모하면 되는 것이니, 당뇨병 치료에 식이 요법과 운동은 가장 중요한 근본적인 치료 방법이다.

그렇다고 운동을 많이 하면 좋은 줄 착각하고 저혈당과 같은 위험한 상황을 초래하거나 체력을 완전히 소진할 정도로 몰아쳐 운동하는 것은 좋지 않다. 보약도 체질에 맞지 않으면 독약이 되는 것처럼 사람마다 운동량이나 운동 방법이 다를 수밖에 없는데, 운동을 하라는 의사의 처방만 듣고 계획 없이 운동을 시작하지 말고 자신에게 맞는 좋은 운동법을 스스로 찾아가는 것이 필요하다. 일반적으로 당뇨병에는 걷기와 같은 유산소 운동과 근력 운동을 병행하는 것이 좋고, 비만한 사람은 관절 손상을 예방하기 위하여 수영이나 자전거 타기 등과 같이 체중이 실리지 않는 운동이 바람직하다.

걷기는 천천히 걷기 시작해 빨리 걷기까지 운동 강도에 따라 심폐 기능 강화에 도움이 된다. 걷는 것은 가파른 곳보다 평지가 좋다. 특히 빨리 걷기는 꼭 평지에서 해야 하며, 평소 걷는 속도의 두 배 정도가 좋다. 아스팔트나 시멘트길에서는 관절에 무리가 올 수 있기 때문에 걷기 전용 트랙이나 흙길이 좋다. 걷는 방법도 중요한데, 발이 땅에 닿는 순서는 뒤꿈치부터 발 중앙, 발 앞, 발가락 순서가 되어야 충격이 적다.

최근 캐나다의 마틴 기발라 교수가 제안한 간헐적 운동(H.I.I.T)법이 소개되었는데, 그 방법은 최대 능력치의 60%로 1분 운동, 1분 휴식을 10회 반복하는 방법이다. 이 운동법을 2형 당뇨병 환자들이 2주간 실천한 결과 혈당 수치가 다른 운동법에 비해 눈에 띄게 줄어들었다고 하니 참고해 실천해 보고 자신에게 맞는다면 꾸준히 해 보는 것도 좋겠다.

한국보건의료연구원이 2016년 발표한 자료에 따르면 식이 요법, 운동 요법 중 하나만 하는 것보다 식이 요법과 운동 요법을 병용한 그룹이 당뇨병 발병률이 44% 낮았다. 그 이유는 앞에서도 말했지만 당뇨병의 원인은 크게 두 가지로 나눌 수 있지만 그 두 가지가 섞여 있는 경우도 많기 때문이다. 운동 직후에 혈당이 오히려 올라가 놀라는 사람이 있는데, 근육과 간이 혈당을 조절하는 시간차 때문에 혈당이 일시적으로 올라가는 것이므로 보통 운동이 끝난 직후 혈당을 재는 것보다 15분 정도 지난 뒤에 체크하는 것이 요령이다.

운동 방법 찾기

✳ 우선 처음에 1km 정도 걸어 보고 컨디션이나 다른 문제가 없으면
2km, 3km, (……) 10km 형태로 운동량을 늘려간다.

✳ 체질이 사람마다 다른 것처럼 운동량도 사람마다 다르다.

✳ 당뇨약을 먹고 바로 운동하는 것은 저혈당에 빠져 오히려 해로울 수 있다.
당뇨약을 먹지 않을 때 운동하는 것이 효과적이다.

✳ 공복 시에 운동하는 것보다 식후 혈당이 오를 때 운동하는 것이
좋은 방법이다.

붕어 운동과 모세혈관 운동

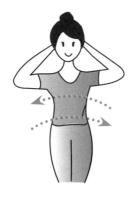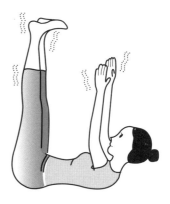

풍욕 시 붕어 운동과 모관 운동을 병행하면 기혈순환을 촉진시킨다.

108배 운동법

108은 인간의 번뇌를 상징하는 숫자로, 108배는 번뇌를 내려놓는다는 의미의 불교 수행법이다. 요즘은 종교에 관계없이 많은 사람들이 건강을 찾기 위해 108배 운동을 하는데, 그 방법은 '합장 → 무릎 꿇기 → 엎드리기 → 상체 일으키기 → 일어서기'의 순서로 진행하는 것이다.

108배 운동은 집중력 향상, 심신 안정, 척추 교정 효과, 혈압 안정, 다이어트, 스트레스 해소, 관절과 근육 강화, 화병과 우울증 완화 등의 효과가 있다. 절할 수 있는 작은 공간만 있으면 되니 어디서나 가능한 것이 장점이다.

초보자는 30~40분 정도 걸리지만 익숙해지면 점차 시간이 단축된다. 운동한 지 10분쯤 지나면 얼굴에 땀이 송골송골 맺히며, 끝날 때쯤엔 몸이 따뜻해지고 온몸에 피가 잘 도는 것을 느낄 수 있다.

108배는 운동이면서 동시에 마음을 수련하는 것이다. 시간을 단축하기 위해 욕심을 내서 서두르는 것은 병을 키울 수도 있으니, 나 자신을 비운다는 마음으로 여유를 가지고 하는 것이 좋다. 특히 무릎에 관절염이 있는 경우 무리하면 무릎 연골과 근육, 힘줄에 무리가 올 수 있으니 스트레칭으로 충분히 이완한 후 절을 시작하고, 반드시 두꺼운 방석이나 이불을 깔고 한다. 힘들면 중간에 두 다리를 쭉 펴고 휴식을 취하면서 하는 것도 요령이며, 절을 마친 후 부기가 있거나 열감이 있으면 냉찜질을 하는 것도 도움이 된다.

06 당뇨병과 혈액순환

모든 질환은 혈액순환이 문제다

혈액순환만 잘 되면 모든 질병은 사라진다

지금 우리 사회를 고혈압 대란, 당뇨병 대란 시대라고 한다.

현대 사회의 고질병이라고도 불리는 각종 성인병부터 한국인의 사망 원인 1위인 암까지, 여러 질병의 공통된 원인이 무엇일까? 바로 혈액순환 문제다. 혈액순환이 잘 되지 않으면 우리 몸의 여러 부위에 필요한 산소와 영양소가 제대로 전달되지 않아서 각종 질병이 발생할 수 있다.

혈액순환 문제, 3가지를 해결해야 한다

그렇다면 혈액순환의 문제는 왜 발생하는 것일까?

그 원인으로는 첫째, 혈관이 막히거나 좁아지는 혈관 자체의 문제이고 둘째, 혈액이 탁해지는 혈액의 문제이며 셋째, 혈관이 지나는 근육의 문제가 있다.

혈액순환의 3가지 문제가 중복되어 복합적으로 작용하면 질병의 위험이 크게 증가한다. 결국 혈관이 막히거나 터져서 뇌졸중과 뇌출혈이 발생하고, 혈당이 높으면 혈관에 혈전과 염증이 생겨 동맥경화나 뇌혈관질환이 발생할 가능성이 매우 높아진다. 혈액순환 문제를 해결하면 질병을 예방하고 치료하는 데 중요한 문제를 해결할 수 있다.

혈관의 문제 해결법

딱딱한 혈관을 탄력 있게 하는 신의 치료법! EECP 치료법
수도관이 깨끗해야 수돗물이 잘 흐르는 것처럼 혈액순환이 잘 되려면 혈관을 깨끗하게 하고 혈관의 탄력을 회복해야 한다.
지금까지는 인위적으로 혈관을 운동시킬 방법이 없었다. 아무리 운동을 해도 심박동이 빨라질 뿐 혈관을 움직여 운동하게 하기 어려웠다.
현재는 의학의 발전으로 혈관을 확장하여 주는 EECP 치료인 심장순환 치료법이 있다. EECP 치료법은 협심증 치료 원리를 이용해 만든 것으로, 혈관을 확장시켜 스텐트를 삽입하는 과정을 응용한 것이다.

심전도를 통해 심박동을 체크하여 심장 박동과 반대로 하체를 압박하면 혈관 확장이 극대화되고 자연스럽게 혈관이 확장과 이완을 반복해 탄력을 회복한다. 결과적으로 모세혈관을 재생하고, 혈관을 운동시켜 튼튼하고 탄력 있게 만들고, 이렇게 되면 당뇨병, 고혈압, 고지혈증, 중풍 등 여러 성인병을 예방할 수 있게 된다.

간단히 말해 EECP 심장 순환 치료는 우리 몸의 혈관을 건강하게 만들어 주는 일종의 '혈관 운동'이라고 할 수 있다.

당뇨병, 고혈압, 고지혈증, 협심증 등 성인병을 치료하려면 모세혈관을 살려라!

당뇨병 인구가 500만을 넘어섰고 당뇨병 위험군은 1천5백만이나 되는 무서운 질병이다.

당뇨병에 있어 고혈당 자체가 질병은 아니다. 섭취한 음식이 당으로 바뀌면 온몸의 세포에 전달되어 에너지를 만들어야 하는데, 세포에 전달되지 못하고 혈관에 머무르게 되는 것이다. 고혈당 상태의 혈액은 끈적끈적해 모세혈관을 잘 막히게 하고 동맥경화의 원인이 된다.

갑작스러운 심정지로 사망하는 원인은 주로 심장혈관인 관상동맥이 막혀서 생기는 문제 때문이다. 머리에서 막히면 뇌경색 즉 중풍이 되고, 당뇨병 환자들에게 잘 발생하는 신부전이나 시력 상실, 당뇨발 등 기타 당뇨병 합병증은 모두 모세혈관이 막혀 생긴 질병이다.

나이가 들면 특별한 질병이 없는데도 어깨, 목, 허리, 팔다리 등 온몸이 쑤시고 저리는 등 자주 아프다. 아무리 치료를 해도 잘 낫지 않는 두통, 비만 와도 온몸이 아픈 신경통에 늘 피곤하다는 말을 달고 살면서 '내가 왜 사나?' 싶을 정도로 삶에 의욕이 떨어지는 경험을 해본 적이 있을 것이다. 다른 이유도 있겠지만 대부분은 모세혈관과 혈액순환의 문제다.

우리 몸의 혈관은 그 길이가 12만 킬로미터로 지구를 세 바퀴나 돌 수 있는 정도로, 대부분의 모세혈관은 우리 몸 곳곳에 거미줄보다 훨씬 촘촘히 얽혀 있어서 인체 말단 부위까지 영양소인 포도당과 산소를 공급한다.

이렇게 중요한 모세혈관은 성인이 되면서 서서히 줄어들기 시작해서 60대가 되면 총 혈관의 40% 정도가 줄어든다. 그렇기에 모세혈관의 문제는 당뇨병 환자들에겐 더욱 치명적이다.

모세혈관을 다시 살려 당뇨병뿐 아니라 중풍과 심근경색을 예방하고 건강하게 살 수 있는 방법 중 하나가 바로 혈관을 운동시켜 주는 EECP라는 심장순환치료법이다.

혈액을 깨끗하게 만드는 방법

트럼프와 정주영회장의 치료로 유명해진 광양자 치료(헤마퓨어)

인간은 누구나 늙지 않고 건강하게 오래 살기를 꿈꾼다. 젊고 건강하게 나이 드는 법은 바로 원활한 혈액순환에서 온다.

이러한 꿈을 현실화시킨 치료법이 바로 혈액 정화요법으로 불리는 체외광양자 면역치료로, 피를 맑게 해 더 젊고 건강한 삶을 선사해주는 치료법이다. 광양자 면역치료의 효과는 관련한 많은 논문이 발표되어 증명된 바 있다.

나이가 들수록 혈관 내벽에 콜레스테롤과 지방질이 쌓이면서 혈관이 좁아져 혈액의 흐름이 점점 느려진다. 혈관내피세포는 혈관을 확장시켜 산화질소를 생성하는데, 이 산화질소가 혈액순환을 돕는다. 그런데 혈관내피세포에 플라크 등이 쌓이면서 산화질소가 제대로 생성되지 못해 혈관이 좁아지고 혈액순환장애를 일으킨다.

각종 노폐물이 혈액에 축적되면 적혈구가 끈적끈적하게 들러붙는 연전현상이 나타나게 된다. 연전 현상은 혈관을 더욱 좁아지게 하고 탁해진 혈액은 잘 순환되지 않아 각종 질환을 유발한다.

이렇게 탁한 혈액을 채혈한 뒤 석영관을 이용해 254나노미터의 자외선인 UVC를 일정 시간 통과시키면 놀라운 변화가 일어나는데, 혈액 내에 각종 노폐물이 제거되고 적혈구의 연전 현상이 해결된다.

UVC는 해를 끼치지 않는 자외선으로 살균 효과가 포함된 빛이다. UVC로 살균된 혈액에는 다시 일정량의 의료용 산소를 주입한다. 산소가 적혈구의 헤모글로빈과 결합하면서 검붉던 혈액은 점차 선홍빛으로 바뀌며 투명해지고 정화된다. 정화되어 다시 우리 몸에 들어간 혈액은 온몸을 돌면서 자정 작용을 돕고, 활성산소를 제거하고 혈액순환을 개선하여 면역력을 강화시킨다.

이렇게 완전히 정화된 혈액은 빨라진 혈류 속도와 적혈구의 산소를 통해 혈관 내벽의 내피세포를 덮고 있던 콜레스테롤을 일부 제거해 산화질소를 생성하기 시작한다. 생성된 산화질소는 혈관 내벽 근육의 이완과 수축을 도와 혈관을 확장하고, 자연스럽게 혈류량이 증가하면서 혈류 속도도 빨라진다.

정화된 혈액은 온몸에 빠르게 순환하면서 신진대사를 원활하게 하고 젊고 건강한 몸을 만들어준다. 체외광양자 면역치료는 혈류 장애는 물론 심근경색, 고지혈증, 고혈압, 당뇨병, 만성피로, 수면장애, 발기부전 개선 등 다양한 질환에도 효과가 있다.

혈관을 튼튼하게 하고 혈액을 맑게 유지하는 것, 이 두 가지가 질병을 예방하고 젊고 건강한 삶을 선사할 것이다.

혈액을 맑게 해독해주는 황칠어혈해독탕

혈액이 탁해지는 원인은 입으로 흡수하는 음식에서부터 탁해진 공기와 물, 각종 인스턴트 음식과 화학물질에서 비롯된다. 혈액을 맑게 하기 위해서는 원인이 되는 것들을 접하지 않는 것이 우선이지만 이미 탁해진 혈액은 해독을 통해 해결해야 한다.

일상 속에서 혈액순환을 촉진하는 방법

반신욕과 걷기 운동도 혈액순환을 촉진하는 데 도움이 된다.

반신욕을 하면 몸이 따뜻해지고 근육의 긴장도가 낮아지며 혈액순환이 원활해진다. 반신욕은 체온보다 약간 높은 38~40도에서 20~30분 내외로 하는 게 가장 바람직하다.

또 온몸 근육을 쓰는 걷기 운동은 혈액순환을 비롯해 혈압을 낮추는 효과가 있는데, 실제로 아침에 30분을 걸으면 혈압이 감소한다는 연구 결과가 있다.

혈액순환 문제를 해결하는 것은 우리 건강을 지키는 데 매우 중요하다. 혈관을 튼튼하게 하고 혈액을 맑게 유지하는 것, 이 두 가지가 바로 질병을 예방하는 가장 확실한 방법이다.

혈액순환을 빠르게 하려면 체온을 올려라!

모세혈관 건강을 위해 체온을 올려주면 되는데, 체온이 1도 올라가면 모세혈관에도 도움이 되지만 혈액순환이 좋아져 면역력은 5배 증가한다.

손과 발은 심장에서 가장 멀리 있는 신체 부위로 몸이 아프게 되는 신호로 혈액순환이 되지 않아 손발이 차가워지는 수족냉증이 대표적이다. 그래서 족욕이나 반신욕, 걷기 운동이 도움이 된다.

요즘에는 과학과 의술이 발달하여 운동이나 반신욕보다 훨씬 효과적인 치료법들이 소개되고 있는데, 대표적인 것이 고주파 온열치료이다. 고주파 온열치료는 암 치료에도 사용되지만 요즘엔 신체 말단부위에 고주파를 이용해 체온을 올리는 치료가 사용되고 있는데, 20분만 해도 4시간 정도 걷는 효과가 있다.

07 체온과 당뇨병

비타민 D

암 치료에 도움이 되는 비타민 하면 우리는 쉽게 비타민 C를 떠올리지만, 비타민 D가 암 생존율을 높이는 데 도움이 된다는 사실은 모르는 사람이 많다. 하지만 비타민 D가 암을 예방한다는 것은 널리 알려진 사실로, 비타민 D는 칼슘 흡수를 높여 뼈를 건강하게 한다. 비타민 D가 부족하면 암, 심장병, 당뇨병, 다발성 경화증, 인지 능력 감소 등 만성질환과 생명에 위협을 주는 각종 질병에 걸릴 수 있다.

비타민 D는 햇빛에 노출된 피부를 통해 체내에서 합성되는데, 이때 우리 몸에 필요한 비타민 D의 90%가 공급되며 나머지는 음식으로 보충된다. 비타민 D를 함유한 식품에는 연어, 참치, 고등어 등 생선과 간, 달걀, 치즈 등이 있다. 비타민 D가 첨가된 시리얼이나 우유도 있고, 비타민 D 보충제를 통해서도 섭취가 가능하다.

2014년 7월 영국 에든버러대학교 의학연구소 유전자연구실의 맬컴 던롭 박사는 《임상종양학 저널(Journal of Clinical Oncology)》 최신 호에 비타민 D가 대장암 환자의 생존율을 높일 수 있다는 새로운 연구 결과를 발표했다. 비타민 D가 전립선암과 간암, 대장암 등 여러 종류의 암을 예방한다는 그동안의 연구 결과를 다시 한 번 뒷받침해 주는 내용이다. 특히 그는 "대장암 환자는 혈중 비타민 D 수치가 높을수록 사망 위험률이 낮아진다"라고 밝혔는데, 비타민 D의 혈중 수치가 높은 그룹의 5년 생존율은 75%였으나, 낮은 그룹은 66%에 못 미치는 것으로 나타났다.

중국과학원의 생명과학연구팀도 암 환자 1만 7000여 명을 대상으로 한 25편의 관련 논문을 종합 분석한 결과, 비타민 D의 혈중 수치가 1ℓ에 10나노몰 늘어날 때마다 암 생존율이 4%씩 높아진다고 했다. 영국 엑서터 대학교 의과대학의 데이비드 J. 레웰린 교수팀이 치매와 심혈관질환, 뇌졸중 병력이 없는 65세 이상 남녀 1600여 명을 대상으로 6년 동안 진행한 심혈관건강연구 자료를 분석한 결과, 비타민 D가 부족하면 치매 위험이 최고 두 배 이상 높아지는 것으로 나타났다.

하지만 요즘 우리는 이렇게 중요한 영양소인 비타민 D가 부족하다. 건물 안에 있는 시간이 길고, 특히 어디든 걷기보다는 자동차를 타고 다니기 때문에 운동 부족과 함께 햇빛 볼 시간이 거의 없다. 일상생활에서 햇빛을 통한 비타민 D를 얻는 일이 쉽지 않아진 것이다. 성인은 물론이고 학원과 집을 쳇바퀴 돌듯 오가는 어린이 및 청소년들도 햇빛을 보는 시간이 줄어들었기 때문에 아토피나 알레르기 비염 같은 면역질환에 걸리는 일이 늘어나고 있다.

필자의 병원 내에 있는 편백나무 산책길에는 비타민로가 있다. 몇 년 전 산불로 인해 큰 나무가 사라져 햇빛이 많이 들어오는 곳이라 붙은 이름이다. 환자들은 자연이 선물한 가장 좋은 온열 치료 장소라며 맑은 날이면 이곳을 걸으며 햇빛을 통해 비타민 D를 얻고 있다. 이렇게 햇빛을 충분히 받아도 암 환자들의 혈액을 검사해 보면 비타민 D가 부족하기 때문에 3개월에 1회씩 주사 요법으로 공급해 주고 있다.

비타민 D를 형성하거나 보충할 수 있는 방법은 다음과 같다.

햇빛 : 햇빛만 잘 받아도 하루에 필요한 비타민 D의 80%를 얻을 수 있다. 피부가 흰 사람은 하루 30분 정도만 일광욕을 해도 충분하고, 피부가 검은 사람은 두 시간 정도 필요하다.

우유 : 우유 한 컵에는 대략 100IU의 비타민 D가 들어 있다.

달걀 : 노른자 하나에는 21IU의 비타민 D가 들어 있고, 흰자에는 순단백질이 있다. 완전식품이라는 이름에 걸맞게 달걀은 영양의 보고다.

버섯 : 한 연구에 따르면 양송이는 중파장(파장 280~320mm) 자외선을 쬐면 내부에 있는 비타민 D가 400%까지 늘어난다고 한다. 버섯은 저지방, 저칼로리 식품으로 버섯만 먹어도 좋고, 피자나 햄버거, 샐러드, 오믈렛에 곁들여 먹어도 좋다.

새우 : 오메가 3가 풍부하며 고단백에 지방과 칼로리는 낮다. 대신 콜레스테롤은 조금 높다. 새우 85g에는 129IU의 비타민 D가 들어 있다.

대구 간유 : 생선 기름은 먹기가 거북하지만, 요즘은 향신료를 첨가해 다소 먹기가 낫다. 큰 스푼 하나 정도 양이면 하루치의 340%에 해당하며, 필수지방산인 오메가 3도 풍부하다. 다른 간유에도 오메가 3가 풍부하지만 비타민 D는 대구 간유에만 있다.

참치 : 비타민 D가 들어 있는 가장 확실한 식품이다. 단백질과 오메가 3도 풍부하다. 참치 85g에는 비타민 D가 200IU 정도가 들어 있다.

연어 : 오메가 3가 들어 있다. 자연산 연어에는 양식 연어보다 비타민 D가 네 배나 많고, 자연식품 가운데 가장 많이 들어 있다.

온열 치료: 온열 요법의 으뜸은 왕뜸과 비파뜸

암세포는 열에 굉장히 약하다. 보고에 따르면 암세포는 43℃ 이상이 되면 활동을 못 하고 죽는다. 면역학의 석학 아보 도루 교수는 《체온면역력》이라는 책에서 "저체온이 암과 아토피, 만성 피로를 비롯한 모든 병을 만든다"라고 했다. 그는 또한 말기 암 환자 가운데 말라리아나 뎅기열 같은 고열의 전염성 질환을 앓고 난 후 암세포가 말끔히 사라지는 것을 보고 인체에 무해할 정도의 균을 인위적으로 암 환자에게 투여하여 체온을 높이려는 시도까지 했던 것으로 고백했다.

암 치료에 뜸 요법과 함께 고주파 치료와 토르말린 원적외선 황토찜질을 권유하고 싶다. 토르말린 원적외선 황토찜질은 발한 요법과 온열 요법 기능의 온열, 고열 자극 효과와 더불어 해독 기능을 동시에 갖춘 음이온 정전 발생기이며, 유해 전자파나 자기파를 차단한 것이다. 체온을 38~42℃로 유지해 주며 인체 깊숙이 열을 전달하고 유지하게 하여 공명·공진 작용에 의한 근육과 혈관 자극으로 혈액순환과 림프순환을 촉진한다. 결국 대사 작용이 원활해져서 인체의 자연치유력을 증진시킨다. 개인적으로는 암 환자에게 왕뜸과 비파뜸을 권하고 또 시술하고 있다.

뜸뜨기 전

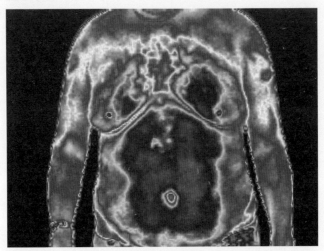

뜸뜬 후

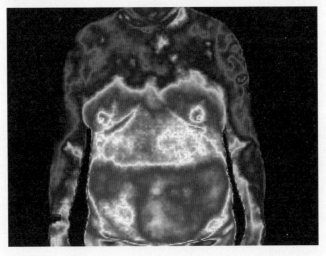

비파뜸이라고 하면 생소할 텐데 비파뜸의 주재료인 비파는 잎과 열매를 모두 약으로 사용하고 약효가 다양해서 예로부터 비파가 있는 집에는 아픈 사람이 없다는 뜻으로 무환자나무라고도 했다. 비파잎은 가래를 없애 주고 기침을 멎게 하며, 위를 도와 식욕을 증진시키기도 한다. 민간에서는 땀띠를 비롯한 피부질환에 바르거나 탕욕재로 사용하기도 했다. 《동의보감》에서는 "비파 열매는 성질은 차고 맛이 달며 독이 없어서 폐를 윤택하게 하고 갈증을 멎게 하는 효능이 있다"라고 했는데, 특히 허준의 스승이 반위를 고치기 위해 사용했던 약으로도 유명하다.

왕뜸과 비파뜸은 암이나 기타 질환에 모두 효과가 있다. 임상적으로 효과를 빨리 얻을 수 있는 질환은 자궁질환과 방광질환 그리고 전립선질환, 변비나 설사, 체했을 때의 소화기질환이다. 한의학에서는 '두복(肚腹)은 항요온(恒要溫)하고 두흉(頭胸)은 항요한(恒要寒) 하라'고 했는데, 이는 '복부와 하체는 항상 따뜻하게 하고 머리와 가슴은 항상 시원하게 하라'는 뜻이다. 따라서 비파뜸은 하복부에 뜨는 것이 가장 효과적이며, 차가워지면 병이 생기는 자궁병에 효과적이다.

왕뜸과 비파뜸을 떠야 하는 사람

- 손발이 차고 아랫배가 냉한 사람
- 생리통이 심하거나 배란통, 자궁근종, 난소 물혹 등 부인과 질환이 있는 여성
- 양기가 부족하거나 전립선이 약한 남성
- 쉽게 피곤하고 소화가 잘 되지 않고 체하는 사람
- 먹기만 하면 설사를 하거나 변비가 있는 사람

- 특히 암 환자거나 방사선 치료 또는 항암 치료 후 후유증이 있는 사람
- 복부가 비만하고 잘 붓는 사람
- 소변이 자주 마렵고 방광염에 잘 걸리는 사람

면역력을 높이는 반신욕의 과학

체온이 1℃ 상승하면 면역 기능이 다섯 배 증가한다. 체온을 올리는 가장 직접적인 방법은 더운 물로 반신욕을 하는 것이다. 체온이 올라가면 말초 혈관이 확장되어 혈액순환을 촉진하면서 산소나 영양분이 말초 조직에까지 잘 공급되어 신진대사가 활발해진다. 하지만 너무 높은 온도는 오히려 교감신경을 자극하여 역효과를 가져올 수 있다. 가장 이상적인 물 온도는 41℃다. 체온보다 5℃ 이상 차이가 나는 것은 바람직하지 않다. 자신의 체온을 미리 체크해 온도를 맞춰 반신욕을 시작하는 것이 좋다. 이 온도는 우리 몸의 부교감신경을 활성화시켜 혈액순환이 원활해지도록 하여 신진대사를 촉진한다. 단, 수족냉증이 심한 사람이나 고령자는 심장과 폐에 부담이 없는 온도에서 시작한다.

물의 높이는 배꼽 아래 5cm가 가장 좋다. 한의학에서는 이 부위를 관원이라 하는데, 흔히 말하는 단전 부위다. 한의학에서는 머리와 가슴 부위는 항상 시원하게 하고 복부와 사지는 따뜻하게 하라고 하는데, 따라서 머리에는 시원한 물수건을 두르는 것이 좋다.

욕탕의 물이 너무 많으면 몸에 압력이 가해져 혈액이 심장으로 몰리고 횡격막을 위로 올려 폐의 용량이 줄어든다. 그러면 호흡수가 늘고 심폐 기

능에 부담을 줄 수 있지만, 단전까지 오는 물 높이는 그런 부담을 줄여 준다. 그래도 고령자나 심장병, 호흡기질환 환자는 조심해야 한다.

효과적으로 반신욕 하는 방법

1. 식후 한 시간 이내는 피하고 가능하면 공복에 한다. 식후엔 혈액이 소화기관으로 가야 하는데 반신욕을 하면 혈액이 피부로 몰려 소화가 잘 안 될 수 있다.

2. 자신의 기초체온보다 5℃ 높은 물을 준비한다(36.5+5=41.5℃). 일반적으로 41℃가 적당하다. 욕조에 한 번 들어가는 시간은 10분 이내로 하고, 2~3회 반복한다.

3. 하루의 생체 리듬에 맞춰 취침 한 시간 전에 하면 수면에 효과적이다.

4. 반신욕으로 인한 탈수를 보충하기 위해 반신욕 전후에 한 잔 정도의 따뜻한 물이나 녹차를 마신다.

5. 반신욕을 하는 도중 음악 감상이나 명상을 병행한다. 음악은 자신의 기분과 같은 곡을 선택하거나 마음을 안정시키는 곡을 선택한다. 클래식이나 조용한 음악에 한정할 필요는 없고 조금 빠른 템포의 적극적인 곡을 선택해도 되지만, 주위에 방해가 되지 않는다면 큰 소리로 노래를 따라 부르면 스트레스 해소에 도움이 된다.

6. 따뜻한 물로 마무리 샤워를 한다. 특히 여름철에도 찬물로 샤워하는 것은 금한다.

심장에 부담을 주지 않고
몸의 중심부까지 덥히려면 적당한 시간 동안
하체를 물에 담그는 것이 좋다.

현대 문명의 해택: 냉장고, 에어컨 이야기

여름철에 냉방장치가 잘된 은행이나 쇼핑몰, 사무실 등에 오래 머물면 몸이 나른해지고 두통이 생기곤 한다. 기침이나 콧물이 나오는 경우도 있다. 이것을 냉방병, 냉방증후군이라고 하는데, 에어컨 사용이 많아지면서 실내외 간 온도차가 커진 것이 주요 원인이다. 신체는 체온이 올라가면 땀을 내 체온을 내리고, 체온이 내려가면 열을 뺏기지 않기 위해 피부 면적을 축소한다. 그런데 냉방을 과도하게 하면 몸이 지나치게 차가워져서 체온 조절을 위한 땀이 나지 않게 되어 수분대사 균형이 깨지고 혈액순환 장애가 발생한다.

냉방병은 피로감, 어지럼증, 두통, 근육통, 오한, 소화불량, 설사, 부종 등의 다양한 증상이 나타난다. 특히 남성보다 여성이 냉방병에 더 취약한데 이는 근육의 양과 관련이 있다. 근육량이 부족하면 체온 조절 능력이 떨어지기 때문이다.

한여름에도 복부와 손발이 늘 차가운 사람들이 있는데, 한의학에서는 이를 냉증이라 한다. 여성에게는 생리통이나 불임 등의 증상으로도 나타난다. 진단은 진맥, 적외선 체열 진단 등을 통해 이뤄진다. 적외선 체열 검사를 해서 팔뚝과 손의 온도 차이가 0.3℃ 이상 나면 수족냉증을, 배꼽 주위가 2.5℃ 이상 낮으면 하복부 냉증을 의심할 수 있다.

잘못된 생활습관이나 다이어트, 운동 부족, 노출 패션 등 여러 가지 원인으로 인해 냉증이 늘어나고 있다. 또한 냉장고에 보관된 차가운 음식과 에어컨 냉방도 냉증의 주요 유발 요인이다. 냉장고와 에어컨으로 인한 냉증, 냉방병 치료를 위해서는 생활습관 개선이 중요하다.

가장 중요한 것은 운동이다. 운동을 통해 혈액순환을 촉진하고 체온을 올리는 것이다. 또한 식사 습관도 중요하다. 몸이 차가운 체질이라면 너무 차가운 물이나 음식보다 상온에 두었거나 따뜻하게 한 음식을 섭취하는 것이 좋다. 또한 적절한 호흡법이나 명상 등을 하여 혈액순환과 면역 증강 등을 촉진할 수 있다. 한의학에서는 복부 왕뜸을 하여 냉증을 치료한다.

냉증과 저체온

한의학에서 치료 방법의 하나로 사용하는 뜸의 기원은 불의 사용이다. 불을 사용할 줄 알게 됨으로써 인류는 음식의 구조를 바꿨다. 동시에 불이 추위를 없애고 피로를 풀어 주며 불에 쪼이면 통증이 경감한다는 사실을 알게 되었고, 그 과정에서 자연스레 뜸이 사용되었다.

서양에서 발달해 온 온열 치료의 역사를 보면 기원전 3000년 전 이집트의 하피루스가 유방암을 열로 치료한 기록이 있다. 기원전 400년에는 의학의 아버지로 불리는 그리스 의사 히포크라테스가 '약으로 치료할 수 없는 것은 수술로 치료하고, 수술로 치료할 수 없는 것은 열로 치료하며, 열로 치료할 수 없으면 치료가 불가능하다'고 말할 정도로 온열 치료의 중요성과 효과를 설명했다. 한의학의 가장 오래된 의서인 《황제내경》을 보면 "병이 맥(脈)에서 생기면 뜸과 침으로 치료한다. 장이 차가워져 창만병이 발생한 경우는 쑥뜸으로 치료해야 한다"라고 했다.

암으로 고생하는 환자들의 체온은 오르내림이 심하다. 36℃ 이하, 심하면

35℃까지 내려가는 경우도 많다. 체열진단기로 촬영해 보면 암 부위가 유독 차갑게 나타나는 경우가 많다. 암 환자뿐만 아니라 내원하는 환자들을 보면 손발이 차고 아랫배가 차가운, 체온이 36℃ 이하인 저체온 환자가 늘고 있다. 스트레스와 유해 환경에 노출되면서 평균 체온이 지난 50년 사이 1℃가량 떨어졌다고 한다.

우리 몸을 지켜 주는 면역체계는 체온과 밀접한 관계가 있다. 체온이 1℃ 떨어지면 면역력은 30% 떨어지고, 반대로 체온이 1℃ 올라가면 면역력은 다섯 배 증가한다. 여기서 면역력이 증가했다는 말은 백혈구나 림프구가 증가했다는 뜻일 수도 있지만, 하나의 백혈구가 가진 능력이 향상되었음을 뜻하기도 한다. 체온이 올라가면 혈액의 흐름이 좋아지고 효소 작용이 활발해진다. 혈액의 흐름이 원활하면 백혈구나 림프구의 흐름도 좋아져서 같은 수의 백혈구나 림프구여도 능률이 향상된다.

감기는 면역반응의 좋은 예다. 감기에 걸리면 열이 나는데, 해열제를 처방하는 것보다 반신욕을 하거나 몸을 따뜻하게 해서 땀을 빼는 게 더 빨리 낫는 방법이다. 한의원에서 처방하는 감기약도 땀을 뺄 수 있도록 성질이 매운 약재를 넣는다. 체온은 사람마다 조금씩 다르지만 평균 36.5℃이다. 활동적인 사람은 이보다 조금 높은 편이고 내성적이거나 조용한 성격인 사람은 이보다 조금 낮은 편이다. 건강하지 않을 때 보통 체온이 낮아진다.

체온은 기초대사량과 관련이 깊은데, 체온이 내려간다는 것은 부교감신경이 우위에 있다는 뜻이다. 요즘 아이들의 체온이 낮아지고 있다고 한다. 이는 운동량은 줄고 책상에 앉아 있는 시간이 많거나 과잉보호가 원인일 수 있다. 체온이 내려가면 면역력이 떨어지는데, 그 이유로 요즘 아이들에게 면역질환인 아토피나 알레르기질환이 많은 것일 수도 있다.

일본 가나자와대학교 암센터의 오카모토 하지메 소장은 논문 〈단독(丹毒)이나 면종(面腫)을 일으키면 전이된 암도 치료된다〉(단독은 일종의 피부염증이며, 면종은 감염으로 고름이 생기는 병)에서 말기 암 환자가 감염성질환에 걸려 고열을 앓고 난 후 암세포가 사라지는 예를 보고했다. 감염성질환으로 고열이 나자 암세포가 견디지 못하고 사멸한 것이다. 이 사례에서 알 수 있듯이 암세포는 다른 세포에 비해 열에 매우 약하다. 이 점에 착안해 암을 열로 고치려는 요법이 뜸과 온열 요법이다.

유럽에서는 한방의 뜸 요법에서 착안해 고주파 온열 요법의 새로운 치료법을 개발해 암 치료에 적극 활용해 왔다. 문제는 체온이 39.5℃ 이상으로 올라가야 암이 사멸할 가능성이 높아지는데, 몸 밖에서 열을 쬐어도 몸속까지 여간해서는 따뜻해지지 않는다는 것이다. 또한 고열로 암세포는 제거할 수 있다지만 고열 자체가 체력을 매우 소모시키므로 체력이 저하되었을 때는 효과를 기대할 수 없다.

이러한 단점을 보완해 독일에서 제4세대 고주파 온열 암 치료기를 개발했다. 이 치료기는 인체에 유용한 13.56MHz의 고주파가 암 조직만 선택적으로 43℃까지 열을 가해 괴사 또는 자살하도록 유도한다. 그뿐 아니라 38~43℃의 열을 인체 깊숙이 전달하여 근육과 혈관을 자극해 혈액순환과 림프순환을 촉진, 인체의 자연치유력을 증진시키는 역할도 한다. 특히 몸에 열이 가해질 때 정상 조직의 온도는 일정하게 유지하지만, 암 조직은 혈관이 확장되지 않은 채 조그만 혈전이 생기면서 종양으로 공급되던 영양분이 차단돼 암 조직이 파괴되는 것이다.

고주파 온열 암 치료는 항암 치료나 방사선 치료와 병행하면 효과가 더욱 좋다. 혈관이 온열 치료로 확장되므로 혈액순환이 좋아지고 산소 농도가 높아진다. 산소가 없을 때보다 있을 때 암세포는 방사선에 세 배 정도 민감해진다. 항암제 농도가 높아져 치료 효과는 높이고 항암 내성은 낮추어 항암과 방사선 치료 효과가 극대화된다.

한방에서도 일찍부터 뜸을 암이나 기타 질환에 활용해 왔다. 특히 몸이 차가워지면 병이 생기는 자궁질환이나 암 치료에 효과적이다. 필자는 임상적으로 비파뜸과 왕뜸, 봉침과 약침 등을 7년째 면역력 회복과 암 치료에 활용하고 있다. 암세포가 열에 약하다는 것은 일찍부터 알고 있었지만 외부에서 열을 가해 암이 위치한 심부까지 열을 전달하기 위해선 화상이라는 부담을 피할 수 없다. 유럽에서는 한방의 뜸 요법에서 착안해 고주파 온열 요법이라는 새로운 치료법을 개발해 화상의 부담을 피하여 적극적으로 암을 치료하고 있다.

민간에서도 암과 같은 난치병을 체온을 올려 치료하는 방법으로 뜸뿐 아니라 온천욕이나 불가마 찜질 등을 이용해 왔다. 반신욕 역시 체온을 높여 치료하려는 한 가지 방법이다.

당뇨병과 고혈압

당뇨병 환자의 70%가 고혈압을 동시에 앓고 있으며, 처음 당뇨병 진단을 받을 때 이미 50%의 환자가 고혈압을 앓고 있다. 당뇨병 환자에게 고혈압은 신장 및 심혈관질환 합병증의 진행을 촉진한다. 당뇨병의 만성 합병증인 신장과 혈관의 합병증을 예방하기 위해서는 당뇨병 관리도 중요하지만 철저한 혈압 관리도 중요하다. 당뇨병 환자의 목표 혈압은 130/80mmHg 미만으로, 정상인보다 엄격하게 관리해야 한다.

고혈압 진단 가이드라인

❶ JNC 7(2003) ; 고혈압 합동위원회 7차 보고서

혈압 분류	수축기 혈압(mmHg)	확장기 혈압(mmHg)
정상	< 120	< 80
고혈압 전단계	120 ~ 139	80 ~ 89
제 1기 고혈압	140 ~ 159	90 ~ 99
제 2기 고혈압	≥ 160	≥ 100

❷ WHO/ISH(1999) ; 세계보건기구/세계고혈압학회

혈압 분류	수축기 혈압(mmHg)	확장기 혈압(mmHg)
정상	< 120	< 80
고혈압 전단계	120 ~ 139	80 ~ 89
제 1기 고혈압	140 ~ 159	90 ~ 99
제 2기 고혈압	≥ 160	≥ 100

당뇨병과 고지혈증

당뇨병 환자 대부분은 중성지방은 높고, 인체에 좋은 고밀도 콜레스테롤 (HDL)은 저하되는 소견을 보인다. 당뇨병 환자의 이상적인 목표 수치는 저밀도 지단백 콜레스테롤(LDL)은 100mg/dL, 중성지방은 150mg/dL 미만, 고밀도 콜레스테롤(HDL)은 남자 40mg/dL 이상, 여자 50mg/dL 이상이다.

당화혈색소

혈액 속의 포도당과 적혈구에 있는 혈색소(헤모글로빈)가 결합된 상태를 '당화혈색소(HbA1c)'라고 한다. 당화혈색소는 적혈구가 포도당에 노출된 기간에 비례해 증가하므로 지난 2~3개월 동안 평균적인 혈당 조절 상태를 알려 주는 수치로, 당수치보다 중요한 진단 지표다.
당화혈색소 수치를 보면 치료가 효과적으로 되고 있는지 알 수 있다. 정상인은 4~6%이며 당뇨병 환자의 당화혈색소 조절 목표치는 대략 6~7% 이하다. 당화혈색소가 1% 올라갈 때마다 혈당치가 30~35mg/dL 정도 올라가며, 당화혈색소를 1% 감소시키면 미세혈관 합병증을 30~50%까지 줄일 수 있다.

당뇨병 만성 합병증 관리 지침

시력장애	1년에 1~2회 안과검진 받기
신경장애	금주, 금연하기, 규칙적이고 적당한 운동하기
신장 기능장애	1년에 1~2회 신장 기능 검사하기
발관리	발에 상처 생기지 않도록 주의하기, 생긴 상처는 조기에 적극적으로 치료하기
치아관리	1년에 1~2회 치아 및 잇몸 검진받기, 상처나지 않도록 부드럽게 자주 양치하기

당뇨병 식품

이로운 식품	통곡류, 어패류, 야채류, 버섯류, 해조류, 과일류(당분 적은 과일), 견과류, 발효장류, 콩류
해로운 식품	인스턴트식품-패스트푸드, 설탕, 청량음료, 합성조미료, 합성첨가물, 과자류, 사탕류, 빙과류 튀긴 음식류, 짜게 절인 음식류, 동물성 지방 과다섭취

08 당뇨병의 한방 치료

한방에서 당뇨병을 소갈의집(消渴蟻集)이라 하였다. 오줌을 접시에 두고 개미가 단맛을 알고 모여들면 당뇨병으로 진단하였다고 「황제내경」에 처음으로 기록되었다. 소갈의 소(消)는 소모, 갈(渴)은 갈증의 뜻으로 증상을 말한다.

당뇨병 한방처방

한의학에선 당뇨병을 증상과 원인에 따라 상소(上消), 중소(中消), 하소(下消)로 나눈다. 같은 당뇨병이지만 증세보다 원인과 체질에 따라 다른 처방으로 치료한다.

1) 상소증(上消症)

폐심(肺心)의 질환으로 상초(上焦)에 열이 있어 가슴이 답답하고 입이 마르며 혓바닥이 붉고 바닥이 갈라지며 호흡이 급하여 이상이 있고 물을 많이 마신다.

① 청심연자음(淸心蓮子飮)

② 전씨백출산(錢氏白朮散)

③ 맥문동음자(麥門冬飮子)

④ 강심탕(降心湯)

⑤ 인삼석고탕(人蔘石膏湯)

⑥ 화혈익기탕(和血益氣湯)

⑦ 생진양혈탕(生津養血湯)

⑧ 황금탕(黃芩湯)

2) 중소증(中消症)

음식을 잘 먹으면서 몸이 여위고 식은땀(自汗)이 나며 대변이 조(燥)하여 변비증세와 소변이 잦으며 비(脾), 위장(胃臟)질환으로 소화불량, 피로감이 있고 소변이 탁하고 갈증이 심하다.

① 생진감로탕(生津甘露湯)

② 조위승기탕(調胃承氣湯)

③ 순기산(順氣散)

④ 인삼산(人蔘散)

⑤ 황련저두환(黃連豬肚丸)

3) 하소증(下消症)

신장이 허약하여 소변량이 많고 소변에 거품이 생기고 하지가 약하고 통증이 오는 증세.

① 인삼복령산(人參茯苓散)

② 팔미원(八味元)

④ 가미신기환(加味腎氣丸)

당뇨병 민간 요법(療法)

1. 당뇨병에 콩이 좋다.
가. 날콩(생두)을 하나씩 먹으면 좋지만, 날콩은 소화가 잘 되지 않는 단점이 있다.
나. 초두(酢豆)
만드는 방법-투명한 유리병에 식초에 콩을 넣어 냉장고에 4~5일간 경과 후 콩이 식초 위에 불어 오르면 재차 식초를 추가한다. 7~10일간 경과 후 콩을 1日 5~10개씩 수시로 씹어 먹으면 당뇨병에 좋다.
2. 달팽이-고단백질, 칼슘이 풍부하며 지방질이 적어서 당뇨병에 좋다.
3. 양파, 표고버섯, 솔잎, 해당화뿌리, 모시조개, 시금치가 좋다.
4. 차가버섯을 미열로 달여서 상복하면 당뇨에 좋다.
5. 고삼(苦參), 산약(山藥), 천화분(天花粉), 맥문동(麥門冬) 각 3, 박하(薄荷), 감초(甘草) 0.5
   위 약재를 달여서 상복하면 당뇨병에 좋다.

당뇨병에 경혈자리(침 요법) - 뜸이나 마사지만 해도 효과 있음

1. 중완-배꼽과 명치의 사이
2. 양문-중완의 우외측 4㎝
3. 복애-양문의 오른쪽 늑골의 들어가는 곳
4. 췌점-배꼽의 우상(우상 2㎝)
5. 간유-제9흉추의 양외측 3㎝
6. 비유-제11흉추의 양외측 3㎝
7. 삼초유-제1요측(요측)의 좌측 3㎝
8. 족삼리

09 김동석 원장이 말하는 당뇨병의 한방 치료

미토콘드리아는 몸속으로 들어온 음식물인 포도당을 이용해서 에너지원인 ATP를 만드는 중요한 역할과 기능이 상실된 세포를 제거해 주는 역할을 한다. 다시 말하자면 DNA가 파괴되거나 변형된 세포를 제거해 주는 청소부 같은 역할을 하는 것인데 이 과정을 아포토시스라 한다. 이는 변형된 세포가 암세포나 다른 세포로 변이되는 것을 막아 주는 역할을 한다. 미토콘드리아는 에너지를 만드는 공장이며 질병을 예방하는 역할을 하는 중요한 세포기관인 것이다.

에너지 공장 미토콘드리아

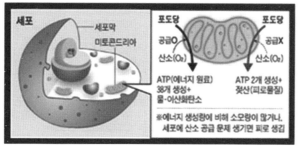

065

에너지원이며 질병예방을 담당하는 미토콘드리아는 운동량에 따라 근육량이 늘어나면 많이 생겨난다. 미토콘드리아가 많을수록 많은 에너지가 생겨 체력이 증가되고 지구력이 강화되고 피로감이 없어진다. 반대로 운동을 하지 않으면 미토콘드리아는 소멸되어 줄어들고 포도당을 이용해 에너지를 생성하지 못해 피곤해질 뿐만 아니라 혈당이 증가해 당뇨의 원인이 된다.

하지만 미토콘드리아는 ATP를 생성하는 과정에서 활성산소를 유발하게 된다. 이 활성산소는 단백질을 파괴하거나 DNA에 나쁜 영향을 미쳐 유전자변형을 일으키기도 한다. 세포에는 활성산소로부터 방어하는 기능이 있지만 점차 노화되어 감에 따라 그 역할이 약화된다. 이로 인해 암세포 또는 당뇨병, 고혈압, 심장병 등 각종 질병이 발생한다.

운동을 하면 미토콘드리아 수가 증가하고 혈당 내의 포도당을 이용해 에너지를 많이 만들기 때문에 혈당도 조절되며 에너지가 생겨나 피로감도 줄여 준다.

산소공급이 잘 되지 않아도 혈당이 올라갈 수 있다. 포도당이 미토콘드리아에서 산소와 결합해야 에너지로 전환된다. 포도당이 세포 안으로 잘 들어온다 하더라도 충분한 산소공급이 되지 않는다면 포도당을 연소 시킬 수 없기 때문에 결국 혈당이 올라간다. 산소공급 부족은 넓게는 폐활량이나 호흡이 원활하지 않거나 혈관에 문제가 생겨 혈액순환이 잘 되지 않는 몸의 문제에서 산소운반을 하는 적혈구의 문제까지 원인은 다양할 수 있다.

적혈구는 아주 작은 혈관을 통과할 수 있을 만큼 크기가 작다. 하지만 어떤 이유에서인지 적혈구가 뭉쳐서 모세혈관을 잘 통과하지 못하는 연전

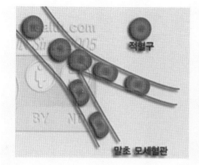

건강한 적혈구

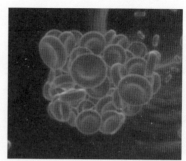

적혈구가 뭉치는 연전현상

현상이 생긴다. 지방이 많은 고지방식 음식을 먹거나 산소가 부족해지면 연전현상이 나타난다.

적혈구를 건강한 상태로 유지해 충분한 산소공급을 통해 세포 속에서 포도당이 에너지화 될 수 있도록 채식위주의 식단과 충분한 단백질공급 그리고 저지방식 식습관이 필요하다.

한의학에서는 혈액이 탁해지는 현상을 담음과 어혈현상으로 보는데 평소에 해독을 해 주는 습관을 가지고 어혈을 풀어 줄 수 있는 치료법인 거사법(祛邪法)을 사용해야 한다.

저혈당의 합병증상

혈당이란 우리 몸에 에너지원으로 쓰이는 포도당이 온몸에 혈액을 통해 공급되기 때문에 혈액에 당이 있는 정상적인 생리현상이다. 하지만 당뇨병에 있어 고혈당의 편견으로 인해 혈당이 낮게 형성되는 것을 좋은 것으로 착각하고 있다.

소금은 많이 먹으면 독이 되지만 적게 먹으면 독이 아니라 쇼크가 오면서 사망에까지 이를 수 있다. 소금은 나쁜 것이 아니라 우리 몸에 꼭 필요한 것이다. 너무 짜게 먹지 말고 적당히 먹으라는 것인데 극단적인 저염식을 통해 건강을 잃는 경우를 많이 본다.

소금은 WHO에서 권장하는 양을 먹는 것이 필요하다. 평균적으로 우리나라 소금섭취량이 다른 나라에 비해 많기 때문에 섭취량을 줄여야 한다. 그러나 저염식만 좋다고 생각하고 국을 너무 간이 맞지 않게 먹는 사람들이 있다. 소금은 총 하루 섭취량이 중요하다. 국이 짜다면 국을 절반만 먹으면 된다.

소금의 편견처럼 혈당이 높은 것만 잡으려고 너무 무리한 운동을 하거나 먹는 양을 무리하게 줄이면 위험하다. 오히려 혈당이 너무 낮아 저혈당 쇼크나 케톤혈증이 찾아오기도 한다. 이들은 조금만 조심한다면 예방할 수 있는 합병증이다.

모든 것이 마찬가지다. 과유불급! 아무리 좋은 것도 너무 과하게 먹으면 부작용이 나타난다.

좋은 음악이 화음이 맞아야 하는 것처럼 몸에 좋은 것은 균형과 조화가 이루어 질 때 몸에 이롭다.

혈당이 비정상적으로 고혈당 상태가 지속될 경우 당뇨병의 급성 합병증 중 저혈당보다 더 위험한 증상인 당뇨병성 케톤산혈증이나 고삼투압성 고혈당이 발생한다. 적절한 진단과 치료가 이루어지지 않으면 심각한 상황이 발생할 수 있으니 무엇보다 환자를 주의 깊게 관찰하는 것이 중요하다.

당뇨병성 케톤산혈증의 징후

- 구역 / 구토
- 목마름 / 다뇨
- 복통
- 숨가쁨
- 심계항진
- 탈수 / 저혈압
- 빈호흡 / 호흡곤란
- 복부경직
- 무기력 / 뇌부종 / 혼수

포도당을 에너지원으로 쓸 수 없게 되면 저장했던 지방을 에너지원으로 쓰게 되는데, 지방이 분해되면서 '케톤'이라는 독성 물질이 만들어진다. 이 케톤이 혈액을 급격히 산성화시키면서 케톤산혈증을 일으키는 것이다. 당뇨병성 케톤산혈증은 제1형 당뇨병에서 더 발생하지만, 인슐린 분비능이 심하게 떨어져 있는 제2형 당뇨에서도 찾아올 수 있다. 케톤산혈증은 적절히 치료하면 사망률이 1% 미만이다. 그러나 치료가 늦어지면 사망률이 5%까지 높아질 수 있기 때문에 응급상황으로 간주하고 적절한 치료를 해야 한다.

위의 증상이 있을 때 간단한 소변검사를 해 보면 케톤이 검출된다.

케톤산혈증으로 진단된 환자는 즉시 입원 치료가 필요하다. 케톤산혈증을 유발한 원인질환에 대한 철저한 검사와 치료를 하고, 재발하지 않도록 증상에 대해 인지하고 혈당관리를 철저히 해야 한다.

당뇨병에 걸리면 암도 잘 걸리나?

세포분열을 무한정으로 하는 암세포는 일반세포보다 포도당을 18배 많이 필요로 한다. 암 검진시 사용하는 PET-CT 검사 때 포도당에 조영제를 투여하면 가장 먼저 포도당을 사용하는 것이 암세포다.

당과 암세포의 관계가 이렇게 밀접하다보니 당뇨병 환자들은 일반인들보다 암 검진에 더 신경을 쓰고 있다. 아직 확실하게 규명된 것은 없지만, 여러 연구에서 당뇨병이 몇 가지 암 발생과 연관이 있는 것으로 보고하고 있다.

2005년 《미국의사협회지(JAMA)》에 실린 내용에 의하면 공복혈당이 140mg/dL 이상인 그룹이 90mg/dL 미만인 그룹보다 암이 약 30% 더 많이 생기는 것으로 나타났다.

췌장암의 경우, 1995년 미국의사협회지》에서는 당뇨병이 있던 환자가 그렇지 않은 사람과 비교했을 때 두 배 정도 췌장암이 많이 발생함을 보고하였다.

당뇨병이 암을 일으키는 이유로 당뇨병 치료에 사용하는 인슐린을 지목하고 있지만, 여러 연구에서 치료제로 사용되는 인슐린은 암과 무관한 것으로 밝혀졌다.

하지만 중요한 것은 당뇨병에 걸리게 하는 생활습관은 암이나 다른 성인병을 유발하는 생활습관과 같다는 사실이다.

양방에서 당뇨병은 완치되는 병이 아니다. 양의학적 당뇨병의 치료는 엄밀히 말하면 당뇨병 치료가 아니라 혈당관리이기 때문에 당뇨의 완치란 개념이 없다. 한방 치료에 있어서 당뇨병은 원인에 따른 결과이지 고혈당

당뇨병 환자가 췌장암 걸린 확률 일반인 두 배

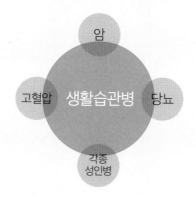

이 원인이 아니다. 그래서 같은 당뇨병이라 하더라도 원인이 다르고 치료법도 다르다. 몸의 원인을 제거하면서 생활습관을 잡아 준다면 당뇨병은 정복할 수 있다.

몸의 원인을 제거하고 생활습관을 바꾸어서 먹던 약이나 인슐린을 중단하여 완치가 되었어도 다시 예전의 잘못된 습관으로 돌아간다면 언제든지 혈당이 다시 악화될 수 있다.

이런 의미로 당뇨병 '완치'라기보다는 '관해(寬解)'상태라고 말하는 것이 더 옳은 표현이라고 할 수 있다. 관해(remission)란 현재는 질병이 없는 상태이지만, 언제든지 질병이 다시 발생할 수 있는 상태를 말한다.

한방 치료에서 당뇨병은 다양한 원인이 있겠지만 체질과 원인, 증상을 고려하여 가장 많은 유형 4가지로 나누어 치료한다.

첫 번째는 열성유형으로 소양인에게 많은 당뇨병이다. 성질이 급하고 추진력이 있는 반면 뒤끝이 흐려 마무리가 약하다. 많이 먹지만 많이 소모하여 살이 찌지 않는 것이 특징이며 상체는 열이 많고 하제는 차가운 상열하한 증상이 많다. 입이 마르고 갈증이 있어 물을 많이 마시고 소변을 자주 보고 거품이 있는 것이 특징이다.

두 번째 유형은 담음형으로 태음인에게 많은 당뇨병이다. 성질이 고집스럽고 식탐이나 일 욕심이 많고 음흉하며 움직이기를 싫어한다. 주로 인스턴트 음식이나 야식, 과식 등의 식생활이 문제로 노폐물이 많이 쌓이는 유형으로 뚱뚱한 경우가 많다. 한방에서 노폐물을 담음이라 하는데, 이진탕류의 한약으로 담을 제거하는 것이 좋다.

세 번째 유형은 허약형으로 항상 소화가 안되고 먹는 양이 적은 소음인에게 많다. 성격이 예민하고 꼼꼼하여 매사가 심각하고 고민이 많아 깊은 잠을 못잔다. 적게 먹기 때문에 항상 기운이 없어 보이고 살이 안 찌고 빼빼하다. 자주 어지럽고 근력이 없고 입가나 눈 주위가 떨리고 차가운 음식이나 밀가루 음식을 먹으면 탈이 잘난다.

네 번째 유형은 스트레스형으로 한의학에서는 감정을 칠정(희로애락애오욕)이라 하여 스트레스형을 칠정손상형이라 한다. 스트레스형은 교감신경이 흥분한 상태로 자율신경 실조증과 증상이 유사하다. 스트레스로 깊은 잠을 못자고 악몽이나 꿈을 많이 꾸고 깜짝깜짝 잘 놀라고 가슴이 두근거리며 심하면 가슴통증이 있다. 기혈순환이 잘 안돼서 추웠다가 더웠다 하는 한열왕래증상이 있고 불안하며 입이 쓰다.

위에서 살펴본 4가지 유형은 한 가지씩 나타나는 것이 아니라 복합적으로 나타난다.

박** 님을 예로 들면 1번 유형이 20%, 2번 유형이 40%, 3번 유형이 40% 각각 섞여 있고 결과에 따라 생활관리나 음식, 한방 치료법이 결정된다.

⑩ 당뇨병과 가족의 역할

한의학의 고서인 《의학입문》에는 병을 치료하려면 의사의 마음, 환자의 마음 그리고 간호하는 마음인 삼인지정(세 사람의 마음)이 잘 맞아야 한다고 강조한다.

당뇨병이나 암 같은 질환은 단순히 혈당 조절과 항암이나 수술만으로 끝나지 않는다.

특히, 당뇨병은 식사 조절과 운동 요법 등 생활습관의 개선이 필요한데, 이를 위해서는 환자뿐만 아니라 가족들의 적극적인 노력과 동참이 필요하다.

식사를 따로 환자 혼자만 할 수 없기 때문에 가족이 함께 해야 가능하다. 이는 환자의 건강뿐만 아니라 가족 전체의 건강을 지키는데도 큰 도움이 된다.

스트레스는 당뇨병의 가장 큰 원인이며 적이다. 걱정해 주는 마음은 이해가 가지만 지나치게 우울해 하고 걱정하는 것은 환자를 더욱 부담스럽게 하고 스트레스가 오히려 가중될 수 있다.

1형 당뇨병인 소아 당뇨병에 걸렸을 때 부모들이 걱정이 앞서 너무 챙겨 주다 보면, 무조건 감싸 주게 되고, 식사, 운동, 약 등도 부모가 먼저 챙겨주게 된다. 관리가 잘 될 수는 있겠으나 병의 관리를 가족에게만 의지하게 되고, 가족이 없으면 스스로 인슐린 주사도, 혈당 체크도 할 수 없게 되며 성격도 소극적으로 변하게 된다. 당뇨병은 평생관리가 필요한데 환자가 성인이 되거나 가족이 챙겨 주지 못하는 상황이 되면 치료에 도움이 안 된다.

당뇨병이 진단을 받고 받아들이고 쉽게 고칠 수 있는 병은 아니지만, 잘 관리하면 건강한 생활을 누릴 수 있다.

당뇨병에서 지켜야 할 ABC는 다음과 같다.

ABC란?

A : HbA1c(당화혈색소)

B : blood pressure(혈압)

C : cholesterol(지질)

A : HbA1c(당화혈색소)

수축기 혈압이 140mmHg 이상이거나 이완기 혈압이 90mmHg 이상이면 고혈압으로 판정한다. 고혈압은 동반질환이 없는 고혈압과 동반질환이 있는 고혈압으로 나뉜다.

동반질환이 없는 고혈압은 수축기 혈압이 140mmHg 이상이거나 이완기 혈압이 90mmHg 이상인 경우와 치료를 위해 생활습관을 교정했음에도 조절목표에 도달하지 못한 경우로 나뉜다. 그 두 가지 경우에 해당될 때, 약물 치료를 한다. 일차약제에는 ARB 억제제와 ACE 억제제가 있다. 약물 치료 후 목표혈압에 도달하지 못하면 또다시 약물 치료를 한다. 추가 약제로는 심혈관계질환 예방효과가 있는 CCB와 BB, 이뇨제가 있다.

동반질환이 있는 고혈압은 동반질환을 고려해 약물 치료를 한다. 이때 고혈압의 동반질환으로는 신장, 심혈관계질환이 있다. 이때 약제는 안지오텐신 수용제 차단제인 ARB, 안지오텐신전환효소인 ACE, 베타수용체인 BB, 칼슘차단제인 CCB가 있다.

B : blood pressure(혈압)

당화혈색소의 정상 범위는 5.7% 미만이다. 미국당뇨병학회의 당화혈색소 목표치는 7.0% 미만이고 미국임상내분비협회, 세계당뇨병연맹, 대한당뇨병학회의 목표치는 6.5% 이하이다.

공복 시와 식전 혈당의 정상 범위는 70에서 99mg/dL이다. 미국당뇨병학회의 공복 시와 식전 혈당의 목표치는 70에서 130mg/dL이다. 미국임상내분비협회의 목표치는 110mg/dL 이하, 세계당뇨병연맹의 목표치는

110mg/dL 미만이다. 대한당뇨병학회는 80에서 120mg/dL 사이를 목표로 하고 있다.

식후 2시간이 지났을 때의 혈당의 정상 범위는 140mg/dL 미만이다. 미국당뇨병학회와 대한당뇨병학회의 식후 2시간의 혈당 목표치는 180mg/dL 미만, 미국임상내분비협회와 세계당뇨병연맹은 140mg/dL 이하이다. 정상혈당을 유지하기 위한 당화혈색소의 목표치는 6.0% 미만이다. 합병증 예방을 위한 목표치는 7.0% 미만, 철저한 조절이 어려운 경우의 목표치는 8.0% 미만이다.

C : cholesterol(지질)

최고위험 환자는 기존에 심혈관계질환이 있거나 당뇨병과 더불어 하나 이상의 주요한 심혈관계 위험인자를 가지고 있는 환자이다. 최고위험 환자의 LDL 콜레스테롤 목표치는 70mg/dL 미만, Non-HDL 콜레스테롤 목표치는 100mg/dL 미만, Apo B 목표치는 80mg/dL 미만이다.

위험인자를 가진 환자는 당뇨병과 실혈관계질환의 과거력이 없지만 두 개 이상의 주요 심혈관계질환 위험인자가 있는 경우와 당뇨병이 있지만 주요 심혈관계질환 위험인자가 한 개도 없는 경우가 있다. 이 때 위험인자를 가진 환자의 LDL 콜레스테롤 목표치는 100mg/dL 미만이다. Non-HDL 콜레스테롤 목표치는 130mg/dL 미만, APo B 목표치는 90mg/dL 미만이다.

⑪ 당뇨병과 발기부전

♥ 음경의 발기기전은 산화질소(nitric oxide)가 구아닐산고리화 효소(guanylate cyclase)를 분비하여 혈관확장신호전달 물질(cGMP)를 생산하여 해면체에 혈액량을 증가시켜 발기가 되는 복잡한 기전이지만 결국 혈액순환과 관련이 깊다. 당뇨병은 혈액과 혈관계통에 다양한 합병증을 일으키기 때문에 남성 당뇨병 환자들이 고민하고 삶의 질이 떨어지는 합병증이 발기부전이다.

특히 당뇨병 환자의 발기부전은 당뇨병이 없는 발기부전 환자에 비해 흔히 말하는 비아그라 등의 약에도 잘 반응하지 않는다. 발기부전 환자 중 12%가 당뇨병을 앓고 있으면서 당뇨병 진단을 받지 않고 있는데, 발기부전이 있다면 반대로 당뇨병 검진을 해 볼 필요가 있다.

발기부전의 원인은 매우 다양하지만, 정신적 원인과 기질적 원인으로 나눌 수 있다. 기질적 원인으로 혈관질환, 신경병증, 복부비만, 인슐린 저항성과 성호르몬 부족 등이 주된 원인으로 제시되고 있으며 정신적인 요소와 함께 나타나는 경우가 많다.

비아그라의 작용기전

음경 해면체로 가는 혈관의 평활근 이완과 직접적으로 연관이 있는 물질이 산화질소인데, 발기부전의 중요기전 중 하나가 산화질소 생성을 감소시키는 내피세포장애이다. 비아그라와 시알리스는 산화질소의 생성을 촉진시키도록 하는 약물이다.

발기부전은 그 원인이 다양한 만큼 치료 또한 전반적인 접근이 필요하다. 발기부전 치료의 첫걸음은 생활습관을 변화시키는 것이다. 비아그라 같은 처방보다는 근본적인 치료가 필요하다. 혈당을 철저히 조절하고 그 이외의 교정 가능한 위험인자를 제거하는 것이 먼저 이루어져야 한다.

비아그라가 세상에 나오고 발기부전의 해결책으로 찬사를 받았지만 비아그라는 단순히 일시적으로 혈관을 확장시켜 혈액을 공급하는 치료약으로 근본적인 대책이 아니다. 일시적으로 한두 번은 몸에 무리가 없지만 자주 사용하다 보면 몸에 이상을 일으키고 결국 내성이 생겨 또 다른 문제가 된다.

발기부전을 가스 떨어진 라이터에 비유를 한다. 라이터를 켜려면 최대한 남은 가스를 모으기 위해 라이터를 엄청나게 흔들고 그다음 부싯돌을 세게 돌려야 한다. 그처럼 전립선과 성 조직이 기운이 없는데도 불구하고 불을 태우기 위해 억지로 쥐어 짜내 한꺼번에 불사르는 격이니 인체에 좋을 리가 없다.

가스 떨어진 라이터에 가스를 넣어 주는 것이 정답인 것처럼 우리 몸에 진액을 넣어 주는 것이 치료법이다. 한의학에서는 정을 주관하는 신장의 기운과 혈을 저장하는 간을 보하는 약물과 양기를 북돋아 주는 처방을 함께하여 치료한다.

발기부전과 발기부전 방지의 메카니즘을 알아보자.

발기 시의 메카니즘은 다음과 같다. 사람이 성적으로 흥분할 때 음경에서 산화질소(NO)가 생산되어 혈관확장신호전달 물질을 만드는 효소인 구아닐산고리화효소가 활성화된다. 그러면 음경에서 혈관확장신호전달 물질이 생성된다. 이 물질은 혈관을 확장시켜 음경에 더 많은 혈액을 공급하여 발기 상태를 지속시킨다.

발기부전의 경우 혈관확장신호전달 물질이 생산된 직후에 PDE5 효소가 나온다. 이 효소는 혈관확장신호전달 물질을 분해하여 발기 상태를 소멸시킨다.

발기부전을 방지하기 위해서는 비아그라를 복용하면 된다. 비아그라가 PDE5의 작용을 차단해서 혈관확장신호전달 물질의 분해를 억제함으로써 발기 상태를 유지시킨다.

⑫ 세계 당뇨병의 날과 밴팅

당뇨병 치료에 없어서는 안 될 인슐린의 발견은 캐나다의 한 이름 없는 의사이자 생물학자인 밴팅에 의해 이루어졌다. 1891년 11월 14일 캐나다에서 태어난 밴팅은 1916년 토론토의과대학을 졸업하고 군의관으로 육군에 입대하여 제1차 세계대전 때 프랑스 전선으로 파병되었다. 그는 전투에서 부상을 당해 팔을 절단하지 않으면 생명이 위험하다는 진단을 받았지만, 목숨을 걸고 수술을 거부했다. '의사로 일하라고 하늘이 내게 준 팔을 자르느니 차라리 팔다리가 있는 채 죽겠다.'며 고집을 피운 것이다.

결국 그는 팔을 자르지 않고도 목숨을 건지고 전상자들을 헌신적으로 치료하여 1919년 전쟁공로 십자훈장까지 받았다. 전쟁이 끝난 후 개업을 하였지만 첫 달에 본 환자는 고작 한 명뿐이었다. 밴팅은 어쩔 수 없이 호구지책으로 학교에 출강하게 되었다.

어느 날 강의를 준비하면서 췌장과 당뇨병의 관계에 대한 글을 읽게 되었다. 과학자들은 개의 췌장을 제거하면 당뇨병에 걸린다는 것은 알고 있었지만 그 원인을 확실하게 밝히지는 못했다. 밴팅은 자신이 이 문제를 해결할 수 있다고 생각했고 실험방법까지 생각해 냈다.

실험방법은 간단했다. 개의 췌관을 졸라매고 6~8주 동안 기다린 후 떼어내어 물질을 추출하는 것이었다.

추출물을 본인에게 주입해서 부작용이 없는지 확인한 다음 당뇨병으로 죽어 가고 있는 열네 살 된 소년에게 주사를 했고 소년의 혈당수치가 정상으로 돌아왔다.

밴팅은 인슐린을 분리하는 데 성공했고 이를 통해 당뇨병으로 고통받은 사람들의 생명을 구하는 치료제를 발견하게 되었다. 만약 개업 후 병원이 잘 되었다면 인슐린은 세상에 늦게 발견되고 수많은 사람들이 당뇨병으로 죽어 갔을 것이다. 그래서 세계 당뇨병의 날은 밴팅의 생일인 11월 14일이 되었다.

인슐린 제조의 역사

인슐린 제조는 밴팅 이후로 많은 학자들의 연구에 의해 진행되었다.

1) 인슐린 주사

1936년 프로타민과 염기성 단백질이 결합해서 인슐린 작용 시간을 늘려 하루에 한 번 투여

1955년 영국의 프레데릭 생어가 인슐린의 화학구조 밝힘

1976년 생명공학벤처기업 제넨텍(Genentech)이 유전공학적 기법 인슐린 생산 기술 개발

1996년 '인공 인슐린'은 기존의 인슐린과 똑같이 작용하지만 화학구조는 다르다.

췌장의 인슐린은 자동제어 시스템이다. 방안의 온도를 같은 온도로 유지하기 위해 자동적으로 온도가 정상보다 올라가면 저절로 꺼지고 온도가 정상보다 내려가면 저절로 켜지는 바이메탈 센서처럼 인슐린을 포함한 우리 몸의 호르몬은 필요에 따라 분비되거나 억제되어 인체의 항상성을 유지해 준다.

췌장에서 분비되는 인슐린은 인체의 필요에 따라 분비되지만 약이나 주사는 인슐린 조절이 불가능해서 문제가 된다. 혈당이 높아 인슐린을 복용하거나 주사를 맞을 때 당이 정상적인 수치로 조절되면 좋겠지만 너무 혈당이 낮아져 저혈당이 오는 경우가 발생한다.

그래서 앞뒤가 맞지 않지만 저혈당을 대비해 사탕을 가지고 다니다 저혈당이 오면 언제든지 사탕을 먹어야 된다. 한편으론 혈당을 떨어뜨리고 한편으론 혈당을 올리고 있으니 병 주고 약 주는 꼴이다.

당뇨약이나 혈압약은 치료가 아니라 조절하는 것이니 평생 먹어야 한다. 이러한 치료법은 당뇨병의 근본 치료가 아니다. 당이 온 근본적인 원인이 해결되어야 치유가 되면서 약을 끊을 수 있게 된다.

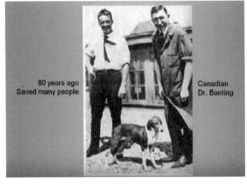
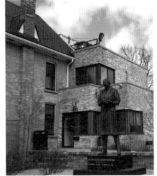

같은 당뇨병이지만 각각 원인과 가지고 있는 몸 안의 문제가 다르다. 약이나 주사로 조절하면서 운동이나 음식 등의 생활습관을 바르게 하고 몸의 문제를 해결한다면 당뇨병은 불치병이 아니고 치료 가능한 질환이다.

아시아인 특히 한국인이 비만과 당뇨에 취약하다

아시아인 특히 한국인은 비만과 당뇨에 취약하다. 세계보건기구는 2014년 세계 당뇨병 인구가 4억 2200만 명으로 1980년 1억 800만 명이던 당뇨병 인구가 34년 동안 약 4배 증가했다는 보고서를 발표했다. 그중 우리나라의 당뇨병 증가율은 더욱 심각하다. 다음 쪽의 표를 보면 국가별 당뇨병 환자 증가율이 5.1배로 우리나라가 가장 높다.

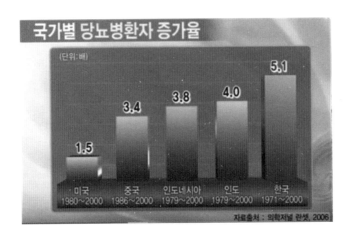

왜 이런 현상이 나타날까?

80년대까지만 해도 쌀밥보다는 보리밥을 먹고 그것도 배불리 못 먹고 노동량이 많았던 시절에는 당뇨병 걱정이 없었다. 하지만 생활이 윤택해지면서 패스트푸드나 고열량 인스턴트 음식, 서구화된 식생활은 대한민국을 당뇨병대란으로 몰고 있다.

당뇨병은 고소득 국가보다 저소득 국가에서 중소득 국가로 발전하는 경제 환경에 영향을 받는다. 우리 몸의 유전자는 배불리 먹거나 육식위주의 생활에 익숙하지 않고 적게 먹는 생활습관에 적응돼 있다. 갑자기 육식위주의 고칼로리 인스턴트 음식을 먹으면 당 조절을 효과적으로 하지 못하는 것이다.

미국은 음식 섭취량이 높은데도 탄산음료와 인스턴트 음식을 많이 먹어서 비만 인구는 우리보다 3배 높지만 당뇨병 비율은 오히려 낮다. 어떻게 보면 비만 인구가 3배 높기 때문에 당뇨병 인구도 3배 높아져야 하지만

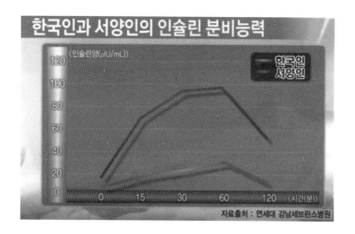

한국인과 서양인의 인슐린 분비능력

자료출처 : 연세대 강남세브란스병원

유전자가 비만이 되더라도 고혈당에 최적화되어 있기 때문에 비만 인구에 비해 당뇨병 인구가 적은 것이다.

실제로 연세대의 실험결과를 보면 알 수 있다.

비슷한 체형의 미국인과 한국인을 같은 시간 안에 고열량 음식을 먹게 하고 인슐린 분비량을 측정했다. 미국인이 인슐린 분비량이 훨씬 많아 효율적으로 당을 조절하고 있었다.

다시 말하자면 한국인이 많이 먹는 것은 미국인이 많이 먹는 것보다 당뇨병에 취약하다. 많이 먹는 것은 비만이 되는 것이니 한국인의 비만은 당뇨병 발생과 더욱 연관이 깊다.

'한국인 당뇨병 환자 중 복부비만인 사람이 60-70%였다.'는 통계 자료는 당뇨병 예방을 위해 비만, 특히 복부비만을 주의해야 한다는 결론을 낼 수 있다.

2009년 통계를 보면 당뇨병 망막증 환자가 20만 4천 명이나 된다. 사고가 아닌 후천적으로 시력을 잃거나 다리를 절단한 사람의 대부분이 당뇨병 합병증으로 인한 경우라 하니 당뇨병은 무서운 질환이다.

당뇨병 환자 10명 중 3명이 합병증을 가지고 있고 10명 중 7명이 심근경색이나 뇌경색 등으로 사망한다.

당뇨병 합병증은 크게 급성합병증과 만성합병증으로 나눌 수 있다.

급성합병증은 혈당을 낮추려고 지나친 운동이나 식이 요법으로 혈당이 급격히 떨어지는 일시적인 현상으로 주의를 하면 별문제가 되지 않지만 만성합병증은 문제가 된다.

만성합병증은 당뇨병 관리를 잘 하더라도 오랜 기간 당뇨병이 지속되면 발생하는 것으로 혈관이 가는 곳이라면 몸의 어느 곳에서나 일어날 수 있다. 만성합병증은 고혈당으로 인해 혈액이 끈적끈적해져 결국 혈관이 망가져 생기는 것으로 처음에는 심장에서 멀거나 모세혈관이 많이 모여 있는 곳이 취약하다.

당뇨병 합병증을 예방하고 치료하기 위해서는 혈액을 맑게 해주는 해독 요법이 필요하다.

당뇨병 합병증을 조기에 발견하기 위해 해야 할 검사로는

1) 당뇨병 망막증을 위한 안저검사

2) 말초신경감각검사 및 자율신경검사

3) 다리 혈관의 동맥경화 유무를 조기 진단 할 수 있는 하지혈류검사

4) 당뇨병성 족부병변의 원인이 되는 발의 비정상적 압력 분포를 확인하기 위한 족저압검사

5) 발의 미세 혈액순환을 확인할 수 있는 피부산소화도검사가 있다.

또한 매년 신장기능검사(미세 알부민검사, 8시간 소변검사, 혈중 크레아티닌검사), 지질검사(총 콜레스테롤, 좋은 콜레스테롤, 나쁜 콜레스테롤, 중성지방), 심전도, 흉부 X−선검사, 치과검진 등을 받아야 한다.

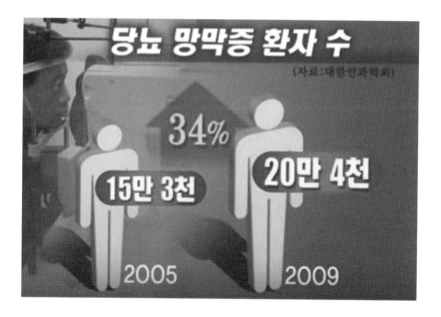

당뇨병은 소변에 당이 검출되어야 당뇨다?

당뇨병은 소변에 당이 검출되어야 상식적으로 맞는 말인데 병원에 가면 소변검사는 하지 않고 혈당검사나 당화혈색소검사를 통해 당뇨병 진단을 한다. 당뇨병은 《동의보감》에도 '소갈이라고 해서 소변 맛이 달아 소변을 누면 개미들이 모여든다.'라고 해서 소변의 맛을 중요하게 생각했다.

당뇨병은 아닌데 소변에 당이나 단백뇨가 검출되기도 하고 당뇨병 확진을 받는데 소변검사에 당이 검출되지 않기도 한다.

소변에 당이 검출되는 경우는 신장의 사구체 이상으로 당이나 단백질, 적혈구 등이 빠져나오는 경우와 평균 혈당이 200 정도 넘어서 소변으로 빠져나오는 경우가 있다. 따라서 뇨검사로는 당뇨병을 조기 진단하기 힘들다.

그래서 공복혈당이 125가 넘게 되면 당뇨병으로 진단되지만 소변에 검출되지 않기도 하고 당뇨병 환자가 아니더라도 신장 기능 이상으로 소변에 당이 검출되기도 하는 것이다.

혈당은 무얼 얼마나 많이 먹었느냐에 따라 결정되기 때문에 일시적으로 당분을 많이 섭취하면 혈당이 높게 나올 수도 있다. 때문에 공복혈당만으로 당뇨병 확진을 내리는 것은 무리가 있어 당화혈색소를 통해 3개월간의 혈당수치를 참고하여 당뇨병을 진단한다.

적혈구의 수명은 120일 정도이다. 적혈구 안의 혈색소가 포도당과 결합하면서 당화혈색소를 형성하는데 혈당 수치에 따라 당화혈색소의 수치가 변하게 된다. 당화가 일어난 적혈구는 수명이 조금 짧아지기 때문에 당화혈색소 수치는 약 3개월간의 혈중 혈당농도를 반영한다.

당화혈색소의 정상수치는 4%-5.9%이다. 학회마다 차이는 있으나 최근
엔 당뇨병 환자의 당화혈색소 조절 목표를 6.5%이하로 보고 있다.
당화혈색소 수치와 혈당과의 관계는 6일 때 135 정도이며 1%씩 증가할
때마다 35씩 증가한다.

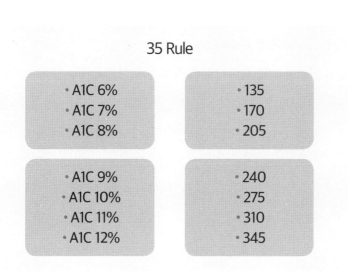

현명한 세종대왕도 당뇨병을 극복하지 못했다

한글을 창제한 세종대왕은 가장 위대한 왕이었지만, 그 역시 인간으로서 고뇌와 고통 속에서 살아갈 수밖에 없었다.

어렸을 때부터 세종은 공부를 좋아했지만 운동을 좋아하지 않았고 채소보다는 고기를 좋아했다. 그리고 어느 왕이나 마찬가지겠지만 엄청난 업무량과 스트레스에 시달렸기 때문에 그 당시에는 드문 비만과 소갈병으로 고생했다. 한글 창제 2년 전에 당뇨병 합병증인 망막증으로 시력을 잃고 54세의 나이로 생을 마감하였다.

《조선왕조실록》에 "세종대왕이 눈을 잃고 사람이 죽으면 통곡을 한다지만 눈이 안 보여 책을 보지 못하는 것도 통곡할 만하다."라고 하여 당뇨병 합병증의 심각함을 말하였다.

물론 그 당시 가장 뛰어난 어의들이 소갈에 좋다는 처방이나 음식으로 치료를 위해 최선을 다했지만 소갈의 원인인 생활습관을 바꾸지 않고서는 고칠 수 없다는 진실은 세종대왕도 피해갈 수 없었던 것이다.

그 동안 세종대왕의 위대한 업적 때문에 인간으로서의 세종에 대한 조명이 별로 없었다. 세종의 아버지 태종은 세종의 온유한 성격을 알고 세종대왕이 왕위에 오른 후 중전 소헌왕후의 아버지 즉, 장인이었던 심온의 집안이 득세할 것을 염려했다. 그는 심온을 일단 영의정으로 명하고 명나라 사절단으로 보낸 후 역모사건으로 조작하여 심온을 44세의 젊은 나이에 죽였다. 심온의 처와 딸은 노비로 삼고 아들은 귀양을 보냈다.

세종대왕은 소헌왕후를 총애하고 금슬이 좋아 슬하에 8남 2녀를 두었을 정도이다. 자신 때문에 장인과 그의 가족들이 풍비박산이 나는 것을 지켜 보고 있어야만 했으니 그 마음이 얼마나 힘들었을까?

처가의 문제뿐 아니라 세종의 가족사는 불행의 연속이었다. 세종은 첫째 왕자 문종을 일찌감치 세자로 정하고 세자수업을 하였다. 문종은 어질고 성품이 좋았고 학문과 자질, 용모 모두가 빼어났지만, 결혼 생활에 있어서만은 세종대왕의 어두운 면과 일치하였다. 세자빈으로 들어온 첫 번째 부인 김 씨 그리고 두 번째 부인 봉 씨 모두 애정 문제와 품위손상 문제로 폐위되었다. 세 번째로 들어온 권 씨는 단종의 어머니 현덕왕후인데 단종을 낳고 3일 만에 죽고 만다.

결국 세 명의 며느리를 모두 잃어버리는 비운을 겪게 되었다. 거기다가 8남 2녀의 자녀 중에 딸 정소공주, 광평대군(5남), 평원대군(7남)이 먼저 세상을 떠나고, 임영대군(4남)과 영응대군(8남)은 부인이 병에 걸려서 헤어져야만 했다. 자식들과 아내를 잃고 난 후에 세종대왕은 종교에 의존하여 불교에 심취하였고, 아첨하는 신하를 편애하기도 하였으며, 사소한 일에도 화를 내기도 했다고 전해진다. 세종대왕도 인간인지라 어두운 가족사가 엄청난 스트레스가 되었을 것이다.

우리의 뇌는 탄수화물을 유일한 에너지원으로 사용한다. 그리고 인체 조직 중에 인슐린 없이 포도당이 세포 안으로 통과하는 유일한 장기가 뇌이다. 뇌는 움직이지도 않지만 뇌의 기능을 수행하기 위해 우리가 먹는 20%의 포도당을 사용한다.

스트레스를 받으면 뇌의 활동이 증가하고 포도당이 필요해진다. 스트레스를 받으면 단 것이 땡기는 이유다. 수능이 얼마 남지 않았다. 시험 보기 전에 착 달라붙으라는 의미로 엿을 선물하는 것이 전통이 되었는데, 원래 과거시험을 볼 때 선비들이 엿을 만들어 당을 보충한 것에서 유래한 것이다. 수험생들이 총명탕이나 수험생 보약을 지으러 오면 가장 어려운 시험 과목을 치기 전에 초콜릿이나 엿 등을 쉬는 시간에 충분히 먹어 당을 보충하라고 알려 준다. 덕분에 시험을 잘 보았다는 이야기를 듣곤 한다.

뇌는 인슐린 없이 당을 가져다 사용하기 때문에 자주 스트레스를 받는다. 당이 뇌에 급하게 공급되는 것이 반복되면 인슐린 분비체계를 교란시키는 결과를 초래한다.

결론적으로 스트레스는 당뇨병을 일으키는 중요 원인이 되는 것이다. 세종대왕의 가족사에서 발생한 엄청난 스트레스와 책을 가까이하고 운동을 멀리한 운동부족, 채식보다는 고기를 좋아했던 식습관은 결국 지금의 당

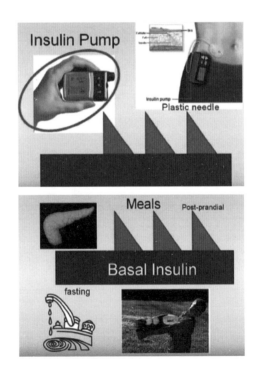

노병인 소갈병에 걸리게 한 것이다.

지금 같으면 당뇨약이나 인슐린 주사로 혈당을 조절했겠지만 그 당시에는 한약이나 명약으로 소갈병을 치료할 수 없었다.

현재도 당뇨약이나 혈압약은 치료약이 아니다. 치료가 되지 않기 때문에 당뇨약이나 혈압약은 평생 먹어야 한다. 약이나 인슐린은 혈당을 조절할 뿐 고혈당이 생긴 몸의 문제나 생활습관의 문제를 해결해 주지 않는다.

당뇨병이나 성인병은 치료가 안 되는 것이 아니라 접근 방법이 틀렸기 때문에 치료가 안 되는 것이다. 당뇨병이나 성인병을 치료하기 위해선 근본 원인인 생활습관을 바르게 하고 몸 안의 문제를 해결해야 한다.

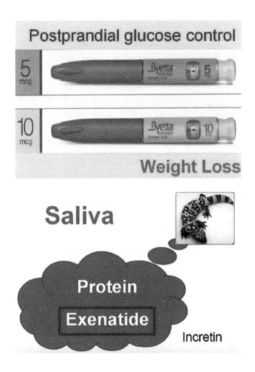

KBS 〈건강혁명〉은 당뇨병 환자들이 음식, 운동, 명상 등 올바른 생활습관을 찾는 캠프를 카메라에 담아 당뇨병 환자들이 보고 따라 해 보자는 프로다. 당뇨약을 복용하면서 올바른 생활습관을 가지고 몸의 문제를 해결하면 당뇨병에서 승리할 수 있을 것이다.

정상 쥐의 망막혈관   **약물 투여한 쥐의 망막혈관**

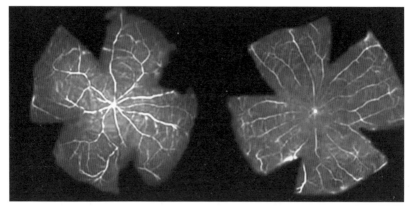

우리나라 12~18세
1일 평균 당류섭취량
81.4g x 365일 =
29.7Kg

우리나라 6~11세
1일 평균 당류섭취량
77.4g
[3g 각설탕 26개]

우리나라 6~11세
77.4g(1일) x 365일 =
28.25Kg

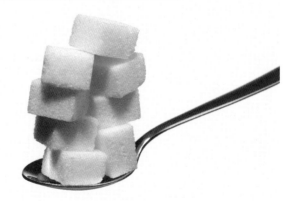

⑬ 당뇨병(생활습관병) 사례와 개별 치료 솔루션

A 임**(여 47세)

문진

당뇨병에 걸린 지 6년째이며 약은 꾸준히 복용 중이고 심할 때는 인슐린 주사를 맞는다. 병원에 입원하면 혈당이 정상으로 떨어지는데 혈당 조절을 하지 않으면 식후 혈당이 400mg/dL이다. 하루에 평균 7시간 정도 자며 일주일에 3번 저녁 시간에 1시간씩 걷는다. 남편과는 성격이 많이 다르다. 환자는 서두르는 성격이고 스트레스를 많이 받는다. 내성적이라 스트레스를 혼자 참는 편이며 스트레스가 심할 때는 친구들도 잘 만나지 않는다. 아침은 간단하게 먹는다. 점심에는 주위 친구들과 외식하고 저녁은 남편과 먹는다. 외식할 때는 청국장, 두부요리, 돌솥밥 등 고기보다는 한식 종류를 많이 먹는다. 자궁경부상피내암수술 후 당뇨병이 온 것 같고 자궁 수술 후 1년도 안돼서 맹장수술을 해서 당뇨병이 심해졌다.

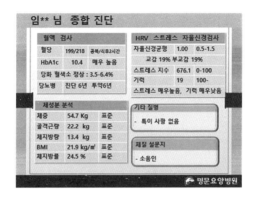

진단결과와 해결책

환자는 성격이 예민한 소음인이고 자궁암의 원인도 호르몬인 경우가 많다. 당뇨병 또한 잘못된 식습관에서 올 수도 있지만 스트레스로 인해서 오는 경우가 있다.

임** 님의 경우 표준 체중이며 근육량이나 체지방량도 정상이고 식습관도 특별히 문제가 없다. 그러나 환자의 문제는 건강에 대해 지나치게 걱정하고 성격이 예민하다는 것이다.

스트레스검사(SRV) 결과 스트레스 지수가 다른 참가자에 비해 월등히 높

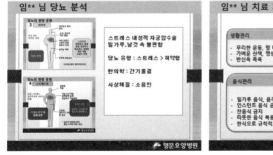

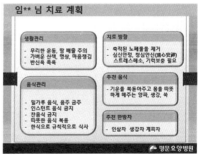

고 교감신경이 흥분되어 있어서 환자의 당뇨병 유형은 스트레스형 70%, 허약형 30%에 해당한다.

치료를 위해 소간해울 요법과 기혈을 보강하는 한방처방, 특별히 흥분한 교감신경을 안정시켜 줄 명상과 단전호흡을 처방으로 내렸다. 환자가 소음인이기 때문에 따뜻한 음식 위주의 한식과 견과류, 열매 위주의 간식을 권장한다.

B 김*례(여 65세)

문진

당뇨약을 7년 복용하고 1달에 1번씩 병원을 다니지만 혈당수치가 공복 시 170mg/dL, 식후에 180~200mg/dL으로 일정하지 않다.

일찍 자지만 큰 도로 주변에 집이 있어 차 소리에 자주 깬다. 15년 정도 배드민턴을 쳤는데 다리를 다쳐서 치지 못한다. 그 후로 자신감이 없어지고 사람 만나는 것도 싫어져 혼자만 있고 싶어한다. 식은땀이 자꾸 나서 병원에 갔더니 당뇨병이라는 결과가 나왔다. 무릎에 퇴행성 관절염이 있어서 운동을 자주 하지 못하고 1주일에 2번 정도 2시간쯤 걷는다. 남편이 술을 좋아해서 스트레스를 받는다. 옛날에는 스트레스를 풀기 위해 밖에 나가서 돌아다녔는데 현재는 다리가 아파서 속으로만 삭힌다.

점심은 거의 거르는 편이며 아침과 저녁은 일정한 시간에 먹는다. 밥은 반 공기 조금 넘게 먹고 고기는 즐겨 먹지 않으며, 야채를 선호한다. 잡채를 좋아하고 두부부침, 전을 많이 먹는다. 가끔씩 간식으로 빵이나 옥수수, 고구마를 조금씩 먹는다.

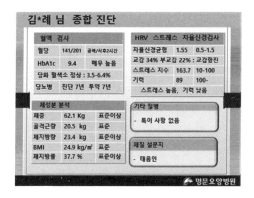

김*례 님 종합 진단

혈액 검사		
혈당	141/201	공복/식후2시간
HbA1c	9.4	매우 높음
당화 혈색소 정상 : 3.5-6.4%		
당뇨병	진단 7년	투약 7년

체성분 분석		
체중	62.1 Kg	표준이상
골격근량	20.5 kg	표준
체지방량	23.4 kg	표준이상
BMI	24.9 kg/㎡	표준
체지방률	37.7 %	표준이상

HRV 스트레스 자율신경검사		
자율신경균형	1.55	0.5-1.5
교감 34% 부교감 22% : 교감항진		
스트레스 지수	163.7	10-100
기력	89	100-
스트레스 높음, 기력 낮음		

기타 질병
- 특이 사항 없음

체질 설문지
- 태음인

명문요양병원

진단결과와 해결책

태음인에 속한 김*례 님은 15년 동안 배드민턴을 쳤지만 갑자기 관절을 다쳐 운동부족이 되었다. 자신감을 잃게 되면서 생긴 대인기피증과 우울증으로 인해 당뇨병이 생겼다. 체중도 증가하여 당뇨약을 복용하지만 혈당이 잘 조절되지 않는다. 먼저 당뇨병을 치료하기 전에 남들과 잘 어울리고 친구를 만들어 우울증과 대인기피증을 극복해야 한다. 운동부족으로 복부비만이 생겼다. 눈은 침침해지고 백내장이 있다. 당뇨병 합병증인 망막증에 노출되기 쉬워 안과에서 진단을 받기를 권유했다.

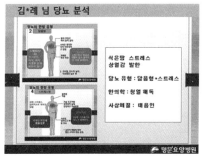

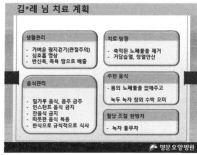

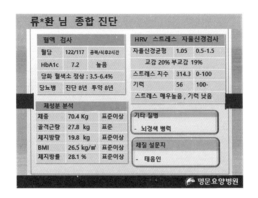

류*환 님 종합 진단

혈액 검사		
혈당	122/117	공복/식후2시간
HbA1c	7.2	높음
당화 혈색소 정상 : 3.5~6.4%		
당뇨병	진단 8년	투약 8년

체성분 분석		
체중	70.4 Kg	표준이상
골격근량	27.8 kg	표준
체지방량	19.8 kg	표준이상
BMI	26.5 kg/㎡	표준이상
체지방율	28.1 %	표준이상

HRV 스트레스 자율신경검사		
자율신경균형	1.05	0.5~1.5
교감 20% 부교감 19%		
스트레스 지수	314.3	0~100
기력	56	100~
스트레스 매우높음 , 기력 낮음		

기타 질병
- 뇌경색 병력

체질 설문지
- 태음인

명문요양병원

C 류*환(남 59세)

문진

뇌경색으로 입원했을 당시 당뇨병이 있다는 것을 알았다. 인슐린 주사를 3, 4번 맞고도 혈당이 평균 200mg/dL이 넘었다. 가장 센 약을 먹으면서 혈당이 공복 시 120mg/dL 이하로 조절되었다. 현재는 움직이는 데 아무 지장은 없다. 이틀에 1번 자전거를 2시간 정도 타고 잠은 깊게 자지 못한다. 뇌경색이 발병한 2016년 4월 11일 이후로 술과 담배는 끊었다. 과거에 환자는 화물차를 운전했는데 시간에 늘 쫓겨서 스트레스가 심했다. 식사는 규칙적으로 하지만 당뇨병 때문에 이가 다 빠져서 딱딱한 음식은 섭취를 하지 못하고 김치도 끓여서 먹는다. 술과 담배를 끊고 난 후로 과자를 자주 먹는다. 하루에 비스킷 2봉지를 먹는다. 식사 후 입이 심심할 때도 과자를 먹고 탄산음료도 많이 마신다. 지방에서 일을 할 때 규칙적인 생활을 하지 못하고 매일 소주 2, 3병씩 마셔서 당뇨병에 걸린 것 같다고 한다.

진단결과와 해결책

8년 전 뇌경색과 함께 당뇨병 진단을 받았다. 아마 당뇨병 합병증으로 인한 뇌혈관장애로 의심되며 또 다른 합병증에 노출될 위험이 높다. 화물차 운전사라는 직업이 초래한 불규칙한 식사시간과 운동부족, 지방 근무 시의 과음이 문제가 되었다.

류*환 님은 태음인이다. 태음인의 특성상 노폐물이 잘 쌓이는 담음형 당뇨병으로 동백경화와 어혈이 많다. 유산소 운동이나 반신욕 등으로 노폐물을 제거해 주어야 한다. 상체는 열이 많고 아래는 차가운 상열하한증이 있어서 자음강화법과 거담 요법으로 치료한다. 기혈순환이 되지 않는 부분은 침구 치료를 한다.

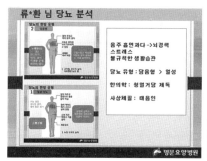

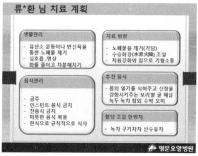

2장

비만

01 비만은 모든 생활습관병의 근원!

요즘 TV를 보면 먹을거리를 다루는 프로그램이 아주 많아졌다. 예전엔 먹을 것이 없어서 걱정이었지만 삶이 풍족해지면서 사람들이 점점 맛있는 것을 원하게 되고, 그 요구에 맞춰 다양한 조리법이 개발되면서 먹을 것이 다양해지고 많아졌다. 하지만 그로 인한 부작용도 만만찮다. 과식으로 인해 비만해지는 사람이 점점 늘어나고 있으며, 단순 과체중을 넘어 치료가 꼭 필요한 고도비만 환자도 엄청나게 늘고 있다.
비만은 외관상 몸이 뚱뚱한 것뿐만 아니라 다양한 질병의 원인이 되기 때문에 극복해야 할 가장 흔하면서도 중한 질병이라 할 수 있다. 먼저 비만이 가져오는 문제점부터 살펴보자.

정신적 문제

맞벌이 가정에서 태어나 부모가 잘 챙기지 못하는 청소년기 아이들이 직면한 문제는 비만이다. 제대로 된 건강식 대신 피자나 치킨, 아이스크림, 과자 등에 무방비로 노출된 아이들은 이미 탄수화물 중독에서 벗어날 수 없게 되었다. 학원과 집을 오가는 동안 운동할 시간도 제대로 주어지지 않는다. 아이들은 성인이 되어서도 그 중독현상에서 벗어나지 못하며, 비만은 사회적으로 문제가 되고 있다.

비만은 단순히 외모의 문제만은 아니다. 비만한 아이 중에 부유층 자녀보다 빈곤층 자녀가 많다는 사실은 어떤 의미일까? 다른 문제도 있겠지만, 이는 부모의 무관심과 방치 속에서 정서적 불안감을 달콤한 탄수화물이나 액상과당에 의지한 채 자기 억제력을 상실한 결과다.

비만한 사람을 대하는 시선은 부정적이다. 무계획적이고 무절제한 사람을 상징하는 듯 바라본다. 특히 어린아이들 사이에선 비만은 '너는 뚱뚱해서 외모도 좋지 않을 뿐 아니라, 음식도 절제하지 못하고 운동도 하지 않으며 계획적인 삶을 살지도 못하는 것 같아. 그런 너랑은 가까이 지내고 싶지 않아'라고 해석된다. 다시 말해 "넌 너무 뚱뚱해"라고 말한다면, 그건 '넌 아무런 계획 없이 무책임하고 무절제하게 먹어서 뚱뚱하고, 그래서 위험해 보이고, 나는 친구로 받아들이기 힘들어'라는 의미다.

그래서 비만한 아이는 또래 집단에서 따돌림의 대상이 될 수 있다. 또한 교사에게 무책임하거나 무식한 학생이라는 부정적인 인식을 가지게 할 수 있다. 이러한 청소년기의 문제는 자신감의 결여와 우울증 등의 정신적인 문제를 일으킬 수도 있다.

관절 문제

다이어트를 한다고 하면 가장 먼저 운동을 생각한다. 운동이란 체질에 맞는 약을 처방하는 것처럼 항상 자신의 몸 상태에 맞는 것을 골라야 한다. 흔히들 좋다고 알려진 운동도 특정 상황을 갖고 있는 개인에게는 맞지 않을 수도 있다.

걷기 운동은 시작하기도 쉽고 부상 위험도 적으며 효과도 좋지만, 그조차 뚱뚱한 사람에게는 무리가 될 수 있다. 살이 조금 찐 사람은 괜찮지만 고도비만인 사람은 살을 빼기 위해 운동을 할 때 아주 조심스럽게 운동법을 선택해야 한다. BMI지수가 25 이상이면 비만, 30이 넘으면 고도비만이다.

비만인 사람은 운동을 할 때 관절을 다치지 않게 조심해야 한다. 관절은 체중이 아니라 키에 맞게 정해지는 것이기 때문에 늘어난 몸무게는 관절에 무리를 준다. 표준 체중보다 20kg이 더 나가는 경우 군대에서 완전군장을 하고 걷는 것과 같은 정도로 관절에 엄청난 무리가 따른다.

비만인 사람은 걸으면 관절에 무리가 와서 힘들기 때문에 많이 걷지 않게 되고, 많이 움직이지 않으니 비만이 더욱 심해지는 악순환을 거치게 된다. 다이어트에 좋은 운동법으로 유산소 운동을 권장하지만 근육 양을 늘리는 근력 운동이 더 효과적이다. 왜냐하면 근육 양이 많은 경우 기초대사량도 늘어나기 때문에 음식으로 섭취한 칼로리를 운동을 하지 않더라도 소비할 수 있기 때문이다.

근력이 좋아진 후에 걷기나 달리기 같은 유산소 운동을 시작하는 것이 좋다. 걷거나 달리는 운동은 고도비만인 경우 체중으로 인해 무릎과 발목의 관절이 혹사당할 수 있다. 걷거나 뛴 후에 발목이나 무릎이 시큰거리거나 통증이 있다면 병원을 찾아 별다른 이상이 없음을 확인해야 한다. 착지 시 관절에 충격이 가해지는 걷기나 달리기 대신 좋은 운동은 수영이며, 고정식 자전거나 일립티컬 머신, 스테퍼와 같은 것도 좋다.

혈액순환 장애도 각종 생활습관병의 원인

비만과 고지혈증은 동반되는 경우가 많은데, 고지혈증이란 혈액에 기준치 이상의 지방이 존재하는 질병이다. 과도한 지방은 혈관 벽에 달라붙어 혈관을 좁아지게 하여 고혈압의 원인이 된다. 혈관을 딱딱하게 하여 동맥경화의 원인이 되기도 한다. 혈관에서 떨어져 나온 찌꺼기는 혈관을 돌아다니다가 좁아진 혈관을 막아 뇌경색(중풍)이나 심근경색(심장마비)을 일으키는 원인이 된다.

복부지방은 내부 장기를 눌러 기능을 방해하기도 한다. 나팔관을 누르면 배란장애를 일으켜 불임의 원인이 되며, 대사 기능의 저해 원인이 되어 면역력을 떨어뜨리고 암이나 각종 질병의 원인이 되기도 한다.

살이 찌는 원리는 당뇨병의 원리와 같다

당뇨병은 포도당이 필요한 양보다 지나치게 많이 공급되거나 공급되는 포도당은 많지 않은데 사용하지 않아 혈관 내에 많이 남아 있기 때문에 발생한다. 비만도 마찬가지로, 사용되는 기초대사량보다 많이 먹거나 운동을 하지 않아 남은 칼로리가 많아서 발생한다. 그렇다면 당뇨병이나 비만을 치료하기 위해선 적게 먹거나 많이 활동하여 칼로리를 소모하면 된다.

스트레스가 비만의 원인

스트레스가 비만의 직접적인 원인은 아니다. 그러나 스트레스를 받게 되면 교감신경이 자극되어 불안하고 초조해지는 현상이 나타나고, 이를 안정시키기 위해서는 부교감신경의 자극이 가장 필요하다. 이때 음식을 먹으면 부교감신경이 자극되어 마음이 편해지기 때문에 스트레스를 받게 되면 단 음식을 찾게 되고, 결국 비만으로 이어지기 쉽다.

비만한 사람 가운데 스트레스를 잘 받는 사람은 비만에서 벗어나기 위해 마음을 안정시키는 명상이나 호흡, 요가 등을 하는 것도 필요하다.

⑫ 비만 탈출을 위한 세 가지 비법

적게 먹는다

비만한 사람의 공통점은 밥을 빨리 먹는다는 것이다. 평균 5분에서 길어야 10분이 밥 먹는 시간이다. 배부르다는 포만감은 적어도 15분에서 20분은 지나야 느껴진다. 밥을 빨리 먹으면 많이 먹어도 배부름을 느끼지 못하기 때문에 과식하기 쉽다.

다이어트를 할 때는 많이 먹지 않는 것이 중요한데, 포만감을 느끼면서 식사량을 줄이는 방법은 우선 최대한 천천히 먹는 것이다. 그리고 섬유질이 많은 채소나 과일부터 먹기 시작하고 밥이나 빵 같은 탄수화물은 마지막으로 먹는다. 그러면 칼로리도 줄이면서 포만감을 느낄 수 있으니 지속적인 다이어트가 가능해진다.

기초대사량보다 많이 섭취한 칼로리는 운동으로 빼야 살이 찌지 않는데, 만약 기초대사량보다 100칼로리 정도 많이 먹었다면 조깅 40분 정도의 운동량이 필요하다. 100칼로리는 피자 한 조각, 삼겹살 두 조각 정도이니 조금 과식하여 매끼 삼겹살 두 조각씩, 또는 식후 간식을 먹었다면 엄청난 운동을 해야 한다. 많이 먹으면서 운동으로 남는 칼로리를 해결하고 다이어트에 성공한다는 것은 거의 불가능한 일이다.

전혀 먹지 말라는 것이 아니라 자기에게 맞는 기초대사량을 계산해서 그 양보다 조금 덜 먹거나 운동으로 소모를 해야 다이어트에 성공할 수 있다.

적게 먹는 첫 번째 솔루션

1. 오래 씹어 먹는다

비만한 사람 대부분이 식사 시간이 짧다. 포만감을 뇌가 인식하는 데는 적어도 15분이 걸린다. 그래서 15분 이상 식사를 해야 포만감을 느끼고 숟가락을 놓을 수 있다. 오래 먹는 습관이 어려우면 왼손으로 먹거나 젓가락질이 어렵도록 고무줄을 이용하는 것도 방법이다.

2. 먹는 것에만 집중한다

소아비만의 대부분이 TV를 보면서 밥을 먹는 경우가 많은데, TV를 시청하면서 먹으면 평소보다 30% 더 먹는다는 실험 결과가 있다. 재미있는 영화를 보면서 팝콘을 먹을 때와 그냥 팝콘만을 먹을 때는 더욱 많은 차이가 났다.

3. 작은 그릇으로 바꾼다

뷔페식으로 먹으면 평소보다 28% 정도 과식한다. 그리고 포만감에는 시각적인 요인도 작용하므로 그릇에 음식이 가득 차 있으면 포만감이 자극된다. 그래서 작은 그릇에 음식을 담아 작은 수저로 먹는 것도 다이어트에 좋은 방법이다.

탄수화물 중독 금단현상 극복하는 이침 요법

하나의 세포만 있으면 똑같은 사람을 복제하는 것이 가능해진 오늘날, 한의학에서도 부분이 전체를 반영한다는 이론이 적용되는 이침 요법이 있다. 이침 요법은 귀를 자극해 치료하는 것으로, 귀가 자궁 속의 태아 형상과 비슷하다는 사실에 착안하여 귀에서 치료점을 찾아내 임상에 적용하고 있다.

이침 요법은 귀를 자극하면 감각신경이 뇌간을 자극하여 호르몬이나 자율신경계를 조절하게 됨으로써 질병을 치료한다는 원리를 가지고 있다. 귀 부위는 아니지만 아이들이 차를 탈 때 멀미를 방지하기 위해 귀 아래에 붙이는 패치도 같은 원리다.

다이어트에 실패하는 가장 많은 이유는 탄수화물 중독으로 인한 배고픔 때문이다. 배고픔이나 다이어트로 인한 스트레스는 짜증이나 두통 등 다양한 형태의 금단현상을 일으킨다. 이러한 금단현상을 극복할 수 있는 방법이 바로 귀의 혈자리를 눌러 포만중추를 자극하는 것이다.

이침은 스티커침으로도 나와 있어 일반인도 쉽게 할 수 있을 뿐 아니라,

이쑤시개나 간단한 도구를 이용해 활용할 수도 있다. 경제적이면서 부작용도 거의 없는 장점이 있기 때문에 다이어트 시 이용하면 큰 도움이 된다.

기점(饑点) : 기(饑)는 배부르다는 뜻으로, 기점을 자극하면 배고픔을 없애 주고 당뇨병의 다식을 억제한다.

위점(胃点) : 소화를 도와주고, 소화기의 각종 질환을 치료한다.

비점(脾点) : 소화 기능 조절과 식욕 항진을 조절한다.

신문점(神門点) : 다이어트로 인한 불안이나 정신적 갈등과 스트레스를 진정시켜주며, 진정, 진통 작용을 한다. 각종 정신신경계질환, 금단증후군, 동통증후군, 불면, 고혈압에도 효과 있다.

내분비점(內分泌点) : 내분비 조절 작용을 하고 알레르기질환에 도움이 된다.

폐점(肺点) : 식욕 억제와 이뇨 효과가 있으며, 물렁살이 찐 경우에 활용한다.

먹는 음식을 바꿔라!

오래 씹어 먹는 것도 포만감을 자극하는 방법이지만, 섬유질이 많은 음식을 먹는 것도 좋다. 칼로리가 적으면서 포만감을 자극할 뿐 아니라 장내 노폐물을 배설하는 데도 도움이 된다.

고른 영양소가 들어 있으면서 저칼로리인 채소나 과일을 생식으로 먹는 것도 좋은 방법이다.

몸이 차가워지면 우리 몸은 지방을 두껍게 하여 몸을 보온하려는 경향으로 바뀐다. 한의학적으로 성질이 차가운 음식보다는 몸을 따뜻하게 해주는 차나 음식이 다이어트에 도움이 된다. 정제된 흰 밀가루나 흰 소금, 찬 아이스크림 대신 붉은 당근이나 토마토, 홍차를 먹는 것이 좋다.

운동을 해라

기초대사량이 늘어나면 살을 빼는 데 유리하다. 몸의 근육은 기초대사량을 결정하는 데 중요한 역할을 한다. 몸에 체지방이 많고 근육 양이 적은 사람은 기초대사량도 적다. 다시 말해 체지방을 줄이고 근육 양을 늘리는 운동법이 다이어트에 중요한 비법이다.

흔히 유산소 운동을 강조하는데 유산소 운동은 근육 양을 늘리는 데 도움이 되지 않는다. 따라서 유산소 운동과 근력 운동을 병행해야 효과적이다.

03 체질별 비만 관리

많이들 하는 질문 중에 먹는 양은 많지 않은데 물만 먹어도 살이 찐다는 사람이 있는가 하면, 다른 사람보다 두세 배는 먹는데도 살이 찌지 않는 사람이 있는데 왜 그러냐는 질문이 있다. 한의학에서는 같은 비염이어도 치료 방법이 사람에 따라 다르기도 하고, 반대로 다른 질병인데도 처방이 같은 경우가 있는데, 바로 사람에 따른 체질 처방이기 때문이다. 살이 찌고 빠지는 것도 체질의 문제라고 볼 수 있는데, 일종의 유전자와 관련이 있는 듯하다.

앞의 상황을 예를 들어 설명해 보자. 월급이 100만 원인데 절약하여 50만 원을 저축하는 사람이 있는 반면, 월급이 500만 원이어도 저축하는 금액은 50만 원도 안 되는 사람이 있는 경우와 비슷하다. 신진대사에서 이러한 현상은 기초대사량의 차이로 설명할 수 있다. 기초대사량이 높은 사람은 많이 먹어도 대사량으로 칼로리를 거의 소모하기 때문에 살이 찌지 않지만, 기초대사량이 낮은 사람은 적게 먹어도 칼로리가 남기 때문에 살이 찌는 것이다.

한의학의 사상체질로 말하면, 휴일에 TV 리모컨만 쥐고 누워서 움직이기 싫어하는 태음인은 당연히 기초대사량이 적어서 조금만 먹어도 살이 찌는 체질이며, 휴일만 되면 집 밖으로 돌아다니는 활동량이 많은 소양인은 아무리 먹어도 살이 찌지 않는 체질이다.

이러한 체질은 유전과 관련이 깊은데, 부모 중에 움직이기 싫어하는 사람이 있다면 자녀도 그럴 가능성이 많다. 한편 선천적인 것은 아닌데 생활 습관이 게으르거나 먹는 시간이나 양이 불규칙하다면 세포는 언제 들어올지 모르는 영양분을 소비하지 않고 비축하려 하게 된다. 이런 현상이 반복되면 유전자에 정보가 남게 되어 후천적인 유전 현상으로 남게 되고, 결국 후천적으로 얻은 유전 성질도 후대에 물려주는 유전자가 된다.

소음인

신장이 강하고 비장이 약한 체질. 소화기가 약해서 잘 체하며 차가운 기운이나 음식은 좋지 않다. 대부분의 소음인은 잘 먹어도 살이 잘 찌지 않으며, 간혹 살이 찌더라도 상대적으로 잘 뺄 수 있다.

추천식품 : 쑥, 쑥갓, 생강, 파, 마늘, 부추, 달래, 귤, 사과, 오렌지, 인삼, 찹쌀, 명태, 대구 등

소양인

비장이 강하고 신장이 약한 체질로, 몸에 열이 많아 먹은 대로 바로 소화한다. 과식을 하면 드물지만 비만이 될 수 있다. 신선한 과일이나 채소를 많이 먹는 것이 좋다.

추천식품 : 보리, 팥, 녹두, 오이, 배추, 상추, 양배추, 감자, 미나리, 토마토, 결명자, 구기자, 시금치, 알로에, 새우, 오징어, 낙지, 생굴, 가물치 등

태음인

간이 강하고 폐가 약한 체질. 골격이 크고 성격이 낙천적이며, 움직이는 것을 싫어한다. 허리와 배 부분이 비대하며 땀을 많이 흘린다. 조금만 더 먹어도 금방 살이 찌거나, 물만 마셔도 몸이 부어서 살이 되는 체질이다.

추천식품 : 콩나물, 두부, 된장, 들깨, 깻잎, 도라지, 마, 율무, 당근, 우엉, 토란, 호박, 도토리, 다시마, 파래, 가지, 고구마, 죽순, 등푸른생선 등

태양인

폐가 강하고 간이 약한 체질. 하체가 약하고 소화 흡수에 문제가 생길 가능성이 높다. 기운이 자꾸 위로 뻗쳐 올라가므로 소화장애가 자주 오고 구토를 자주 할 수 있다.

추천식품: 메밀, 현미, 포도, 감, 앵두, 키위, 머루, 다래, 붕어, 조기, 모과, 솔잎, 해파리, 조개류 등

04 비만 예방에 좋은 한방 차

1. 율무차(의이인차)

율무는 쌀에 비해 칼로리가 낮고 이뇨 작용이 있어 체내 노폐물 배설을 돕는다. 다이어트식품으로 밥에 넣어 먹거나, 살짝 볶아 가루를 내어 차로 식전에 복용하면 식욕도 감소되고 포만감을 주어 체중 감소에 도움이 된다.

2. 구기자차

구기자는 식사량을 줄일 때 나타나는 허기를 없애고, 만성 피로에 좋다.

3. 옥수수수염차(옥미수, 옥촉수)

옥수수수염은 신장에 부담을 주지 않으면서 이뇨 작용을 한다. 몸이 잘 붓거나 체중 변화가 심한 경우에 도움이 된다. 옥수수 한 줌 정도를 끓인 후 수시로 복용한다.

4. 녹차

녹차는 지방 분해를 촉진하며 지방의 축적을 억제하는 효과가 있다. 기름진 음식, 육류 등을 좋아하는 경우에 도움이 되는 차다. 몸에 열이 많고 식욕이 강한 체질에 어울린다.

5. 둥굴레차(황정)

둥굴레는 자체에 약간의 칼로리가 있어 배고픔을 줄여 주며, 신진대사를 촉진하는 효과가 있다. 특별한 부작용이 없으므로 물 대신 자주 마시면 좋다.

4. 뽕나무가지차(상지차)

《동의보감》에 나오는 몸을 야위게 하는 약재다. 식욕을 억제시키고, 불필요한 음식물의 흡수를 막아 주며, 지방 분해를 촉진하는 효과가 있다고 한다.

⑤ 잘못 알고 있는 비만 상식

1. 먹고 싶을 때 마음껏 먹고 운동으로 빼면 된다

음식으로 섭취한 에너지를 운동으로 빼는 것은 쉽지 않다. 햄버거 한 개의 칼로리 소모를 위해서는 두 시간 정도의 걷기가 필요하다.

2. 기름진 음식은 살찌게 하는 음식이므로 절대 먹지 않는다

식물성 기름 등을 포함하는 필수지방산을 골고루 섭취하는 것이 좋다. 탄수화물, 지방, 단백질 등 균형 잡힌 식단이 중요하다.

3. 체중이 많이 나가면 무조건 비만이다

체중이 많이 나가도 근육과 뼈 등이 발달해 있으면 비만이 아닐 수도 있고, 체중이 적게 나가도 체지방이 많으면 비만일 수 있다.

4. 운동 요법은 식이 요법이나 약물 요법보다 살 빼는 속도가 느리다

꾸준한 운동은 지방 연소를 촉진하며 근육 소실을 막아 주어 조절된 체중을 장기간 유지하는 데 도움을 준다. 운동은 기본이며, 필요한 경우 식이 요법과 약물 요법을 병행한다.

06 겉보기에는 날씬하지만 건강에는 적신호, 마른 비만

마른 비만은 체중과 체질량지수(BMI)는 정상이지만 근육 양이 부족하고 체지방이 복부에 집중된 상태다. 마른 비만은 대부분 내장지방층과 내장막 사이에 체지방이 과잉 축적된 내장형 비만으로, 외관상 뚱뚱한 사람보다 생활습관병으로 인한 사망률이 높은 것으로 나타난다. 보통 비만도와 체질량지수는 키와 몸무게만으로 측정한다. 체중은 정상이지만 체성분 분석에서 체지방의 비율이 남자 25% 이상, 여자 30% 이상 나가는 경우는 '정상 체중 비만' 또는 '마른 비만'에 해당한다. 허리둘레가 남자 90cm 이상, 여자 85cm 이상이면 복부비만에 해당한다. 체지방 비율이 정상을 초과하면서 복부비만이면 마른 복부비만이다.

마른 비만의 해결 방법

체지방을 줄이고 근육 양을 늘린다. 특히 나이가 들수록 적절한 유산소운동과 근력 운동이 중요하다. 걷기, 조깅, 등산, 수영, 자전거 등이 효과적이다. 무조건 절식하는 것은 위험하며, 음식 종류를 조절하는 것이 좋다. 탄수화물 섭취는 조금 줄이고 대신 닭가슴살이나 두부, 생선 등의 고단백음식 섭취가 좋다.

복부비만은 복부 내 지방 축적 부위에 따라 아랫배가 볼록하게 나오면 '배형', 윗배에 지방이 축적되면 '사과형'으로 분류한다. 배형은 피하지방으로 인한 복부비만이 주원인이며, 사과형은 내장지방이 주원인이다.

고혈압 체크리스트

1. 평소 음식을 짜고 맵게 먹는다.

2. 일상생활 중에 피로감을 쉽게 느낀다.

3. 목덜미가 자주 뻐근하다.

4. 귓속에서 윙 하는 이명이 자주 들린다.

5. 술을 일주일에 3회 이상 마신다.

6. 부모나 형제자매 중에 고혈압을 앓는 사람이 있다.

7. 운동을 잘 하지 않는 편이다.

8. 성격이 급하고 화를 잘 낸다.

9. 쉽게 피로해지고 늘 피로가 쌓여 있다.

10. 소변을 볼 때 통증이 있다.

* 위의 항목 중 네 개 이상에 해당하면 전문가의 정확한 진단이 필요하다.

육류 중독 체크리스트

1. 한식보다 양식을 좋아한다.

2. 근육 운동을 좋아하고 근육이 많은 편이다.

3. 아침에 삼겹살을 구워 먹기도 한다.

4. 양념 고기보다 생고기를 좋아한다.

5. 고기는 쌈 싸서 먹는 것보다 그냥 먹는 게 좋다.

6. 밥 없이 고기만으로 식사를 마칠 수 있다.

7. 짜증이나 화를 내는 경우가 많은 편이다.

* 위의 항목 중 세 개 이상에 해당하면 육류 중독이 의심된다.

카페인 중독 체크리스트

1. 하루에 커피나 에너지 음료를 넉 잔 이상 마신다.

2. 아침에 일어나거나 출근하면 커피부터 찾는다.

3. 잠이 잘 안 온다.

4. 갑자기 두근거리는 증상이 생긴다.

5. 집중이 잘 안 된다.

6. 얼굴이 상기된다.

7. 소화가 되지 않고 속 쓰림을 느낀다.

8. 소변을 자주 본다.

9. 우울하거나 의욕이 없다.

10. 침착하게 있지 못하고 주의가 산만하다.

* 위의 항목 중 다섯 개 이상에 해당하면 카페인 중독이 의심된다.

혈관 나이 체크리스트

1. 흡연: ① 안 피운다(0점), ② 1년 미만(5점), ③ 5년 미만(10점), ④ 5~10년(15점), ⑤ 10년 이상(20점)

2. 콜레스테롤: ① 200mg/dl 이하(0점), ② 200~240mg/dl(10점), ③ 240mg/dl 이상(15점)

3. 비만: ① BMI 23 이하(0점), ② BMI 23~27(5점), ③ BMI 27 이상(10점)

4. 혈압: ① 130/85mmHg 이하(0점), ② 140/95~160/100mmHg(10점), ③ 160/100mmHg 이상(15점)

5. 식습관(육류 및 피자 등 기름진 음식을 즐겨 먹는 횟수): ① 한 달에 1~2회(0점), ② 1주일에 3회(3점), ③ 거의 매일(5점)

6. 음주(1주일 단위): ① 3회 이상(5점), ② 3회 미만(0점)

7. 스트레스: ① 별로 받지 않는다(0점), ② 자주 받는다(5점)

8. 운동(1주일 단위): ① 3회 이상 꾸준히(0점), ② 3회 미만(5점)

9. 나이: ① 45세 이전(10점), ② 46세 이상(20점)

10. 가족력(생활습관병에 걸린 가족이 있는지의 여부): ① 없다(0점), ② 있다(5점)

평가 결과(총점)

80점 이상: 55세, 혈관 노화 심각, 전문의 진단 필요

60점 이상: 45세, 생활습관병 발병 위험, 건강 진단 필요

30점 이상: 35세, 방심은 금물, 혈관 노화 예방 노력 필요

30점 이하: 28세, 젊은 혈관 유지 노력 필요

(참고: 한국만성질환관리협회)

3장

생활습관병 치료의 시작은 해독이다

01 생활습관병이란?

2000년대부터 당뇨병, 고혈압, 고지혈증, 만성 위장병, 중풍 등 이른바 '성인병'이라 부르던 질병을 이제는 그런 질병이 잘못된 생활습관에서 비롯된다고 보아 '생활습관병(Lifestyle Related Disease)'으로 바꾸어 부르고 있다.

생활습관병은 식습관·운동 습관·휴식·흡연·음주 등의 생활습관이 병의 발생과 진행에 관여한다고 보는 질환군이다. 고혈압·당뇨병·비만·고지혈증·동맥경화증·협심증·심근경색증·뇌졸중·만성 폐쇄성 폐질환·알코올성 간질환·퇴행성 관절염·악성 종양 등이 이에 해당한다.

생활습관병은 대부분 과식, 과음, 흡연, 운동 부족 등 잘못된 생활습관에 의해 초래되기 때문에 절반 이상의 생활습관병은 생활습관을 바꿈으로써 예방 및 치료가 가능하다.

② 과학은 발달해도 생활습관병은 증가한다

과학기술이 발전함에 따라 생활은 편리하고 윤택해졌다. 그러나 그 반작용으로 예전에는 생각지도 못했던 생태계 파괴, 오염, 지구 온난화로 예측할 수 없는 기후변화가 발생하며 괴이한 질병도 증가하고 있다. 문명의 발달로 예전처럼 먹고살기 위해서는 반드시 해야만 했던 힘든 육체노동은 사라졌다. 자동차와 같은 교통수단의 발달로 걷거나 뛰어다녀야 할 필요도 없어졌다. 훨씬 편리하게 맛있는 음식을 얻을 수 있고 좀 더 배불리 먹을 수 있게 되었지만, 넘쳐나는 영양분이나 처리되지 않은 독소에 의해 우리 몸은 유례없이 혹사당하고 결국 생활습관병이라는 새로운 질병으로 고통받기 시작했다.

질병관리본부 자료에 따르면 우리 국민 1인당 하루 지방 섭취량은 1998년 40.8g에서 2013년 47.7g으로 증가했고, 칼로리와 지방 과잉 섭취자 비율은 2005년 7%에서 2013년 9.7%로 늘었다. 또한 가공식품으로 섭취하는 당류는 2010년 38.8g에서 2012년 40g으로 증가했다. 이에 따라 대표적인 생활습관병인 고혈압 환자는 2005년 31.5%에서 2013년 32.4%,

같은 기간 당뇨병은 10.5%에서 12.8%, 비만도 34.7%에서 37.6%로 각각 늘었다.

2014년 우리나라 당뇨병 위험 인구는 1000만 명에 가깝다. 2013년 기준 30세 이상 성인 여덟 명 중 한 명은 제2형 당뇨병으로 진단받은 환자다. 매년 1만 명씩 당뇨병으로 사망하고, 당뇨병은 한국인 사망 원인 6위에 해당한다. 복부비만도 생활습관병 증가의 주요인인데, 통계청에 따르면 19세 이상 성인의 비만 유병률은 약 32.5%다. 성인 세 명 중 한 명은 비만인 셈이며, 이는 당뇨나 고혈압을 부르는 원인이 되기도 한다.

의학의 발달로 전염성 질환은 감소한 반면, 운동 부족과 영양 과다로 인한 당뇨병, 심장병, 고혈압, 뇌졸중, 비만, 암 등과 같은 생활습관병은 증가하는 추세다. 의료 기술이 진보하는데도 오히려 암과 같은 무서운 질병의 위협을 받고 있는 현상은 꼭 의료 혜택을 받지 못하기 때문만은 아니다. 미국의 한 통계에 따르면 의학과 가장 밀접한 직업을 가진 의사가 다른 직업군보다 단명했다. 이것을 보면 의학 기술이나 치료법이 대안이 아니라 잘못된 생활습관을 바로잡는 것이 더 중요함을 알 수 있다.

공기, 물, 자연의 오염

매년 봄만 되면 중국에서 날아오는 황사로 마스크 없이 생활하는 것이 걱정이다. 하지만 요즘은 봄철 한때만의 문제가 아니다. 요즘은 미세먼지가 가세하여 연중 내내 오염된 공기에 노출되고 그에 따른 호흡기 질환이 증가하고 있다.

인간은 먹지 않고 일주일을 살 수 있으며, 물 없이도 2~3일은 견딜 수 있다. 그러나 공기 없이는 단 몇 분도 살 수 없다. 한 번 호흡에 500ml, 분당 15-18회, 1시간에 1080회, 하루 2만 5920회 호흡을 하며 1만 2960리터의 공기를 마시고 있다. 하루에만 1만 리터 정도 오염된 공기를 폐에서 여과해야 한다면 우리 폐는 어떻게 될까? 공기 청정기 필터를 상상해 보면 알 수 있다.

자동차나 공장 굴뚝에서 나오는 유해 물질뿐 아니라 인류의 산소창고인 아마존이나 인도네시아 밀림이 훼손되면서 인간에게 가장 필요한 산소는 부족해지고 있다. 체르노빌이나 후쿠시마 원전 사고는 최악의 공기오염 사례다. 체르노빌 사고는 1986년 4월 우크라이나에서 발생했는데, 방사능오염으로 기형아와 수만 명이 암으로 사망했다. 후쿠시마도 예외가 아니라 일본에서 암 발생률이 증가하고 있다.

이러한 대기오염 물질은 결국 비가 되어 대지와 물까지 오염시켜 지하수와 바닷물이 오염되고 있다. 대기오염으로 인한 산성비나 오염된 물도 문제지만 먹고 남은 음식물을 정화하려면 많은 물이 필요한데 해로운 성분이 물을 오염시킨다. 공장 폐수 특히 화학공장에서 오염 물질은 더욱 심각하다. 다이옥신은 극소량만 들어가도 암을 일으키며 다이옥신이 들어간 물은 영원히 사용하지 못하게 된다.

생활하수도 문제이다. 샴푸가 조금만 들어가도 물이 오염된다. 유조선이나 약품을 실은 배가 침몰하면 그 주변이 오염되는데, 태안 기름유출 사고가 대표적이다.

우리가 간과하기 쉬운 게 농약과 항생제를 비롯한 각종 먹는 약이다. 치료를 위해 먹는 약은 결국 대소변이 되는데 정화조에서 정화를 한다고는 하지만 약성분이 다 정화되지 못하고 바다로 흘러 들어간다.

각종 화학 물질로 오염된 바다는 환경 호르몬으로 작용하여 바다생물의 생식 기능에 이상이 생겨 치어가 알을 품게 하거나 암컷과 수컷의 비율이 달라지게 한다. 또한 오염된 바다로 인해 변형된 물고기들이 생겨나고 있다.

공기와 물, 토양이 오염된 지구에서 사는 우리 인간도 지구와 함께 자연스레 오염돼 가고 있으니 건강한 몸을 유지하기 위해 해독이 필요하다.

음식과 해독 : 현대인은 해독이 필요하다

풍요롭지 못한 생활을 했던 부모 세대는 못 먹고 양분이 부족해서 오는 질병이 많았다. 요즘엔 너무 많이 먹고 패스트푸드 같은 먹지 말아야 할 것을 함부로 섭취하면서 그 독소로 인해 혈액이 탁해져 발생하는 질환이 증가하고 있다.

건강에 대한 관심이 높아지면서 웰빙 생활과 유기농 음식에 대한 관심이 높아지고 있다. 정작 도시 생활과 서구 문화에 익숙해진 현대인은 인스턴트 음식에서 자유롭지 못한 생활을 하고 있다. 포장돼 판매되는 거의 모든 식품이 돈벌이용일 뿐 안심할 수 있는 먹을거리가 별로 없는 것이 현실이다.

일반적인 도시형 맞벌이 부부인 김 씨 가정에서 하루에 먹는 음식을 살펴보자. 40대 초반인 김 씨는 하루에 담배 한 갑을 피우고, 회사 영업상 주 3, 4회의 술자리가 있다. 그의 주량은 소주 두 병 정도다. 공무원인 김 씨의 부인은 마트에 들러 이미 만들어진 김치와 밑반찬을 산다. 가격이 훨씬 비싼 유기농 농산물 코너에서는 과일과 채소를 만져 보기만 하고 일반 코너에 가서 잘 씻어 먹으면 되지 하며 같은 것을 고른다. 그리고 아이들을 위해 피자 한 판과 콜라를 집어 든다. 5학년 아들과 3학년 딸은 치킨과 라면, 탄산음료를 좋아하는데, 한 달 용돈으로는 주로 아이스크림 같은 군것질을 하는 데 쓴다.

김 씨는 언제부터인지 체중이 증가했다. 직장생활의 스트레스가 가중되면서 계단을 오를 때면 숨이 차고 뒷목이 뻣뻣했다. 병원에 가 보니 고지혈증과 고혈압이란다. 그래서 혈압약과 고지혈증약 그리고 아스피린을 처방받아 복용 중이다. 3학년 딸은 아토피 증상이 더욱 심해지고 감기에 잘 걸려 아토피와 감기약을 1년 내내 먹고 있다.

김 씨와 그의 딸이 먹는 약으로 그들의 병은 과연 치료가 될까? 평소의 식습관과 생활방식이 변하지 않는 한 근본적인 치료는 되지 않을 것이다. 근본적인 해결책은 생활습관으로 인해 생긴 독소를 제거해 주는 것이다.

최근 청소년과 어린이에게 아토피를 비롯한 비만이나 각종 면역질환이 증가하고 있다. 어느 엄마는 《차라리 아이를 굶겨라》라는 책을 집필하여 아이들이 먹는 음식과 기호식품이 얼마나 많은 문제점을 가지고 있으며 건강에 나쁜 영향을 주는지 경각심을 일깨워 주었다.

우리가 먹는 음식뿐만 아니라, 호흡하고 마시는 공기와 물이 오염되어 있다. 심지어 입는 옷을 비롯한 각종 물건에 유해 화학 물질이 포함돼 있다. 이런 독성 물질이 우리 몸에 들어와 해독되지 않고 잔류하여 혈액을 탁하게 한다. 결국 세포와 조직을 자극하거나 몸의 기능을 방해하여 암을 비롯한 각종 질병을 유발한다.

오염되지 않았던 시대의 의학자인 히포크라테스도, 인도의 전통의학인 아유르베다 그리고 한의학에서도 치료의 중심 개념으로 해독을 꼽는다. 오염되지 않았던 시대에도 인체의 질병 원인을 외부 원인으로 인한 몸속 독소의 문제로 접근하고 해독의 중요성을 말했던 것이다. 각종 환경오염과 독성 물질에 노출된 현대인의 건강은 해독에 의해 좌우될 것이다.

질병이나 암의 원인 중 하나는 체내 독소다. 해독되거나 배설되지 않고 몸에 남아 있는 독소는 피를 탁하게 만든다. 산소 공급을 줄이며 유전자 변형의 주범인 활성산소와 수소이온 농도를 증가시킨다. 결국 우리 몸은 산성화되고 면역체계가 무너져 각종 염증이나 암과 같은 질병을 유발하게 된다.

통계에 따르면 우리 몸의 25%인 10kg 이상이 노폐물이고 우리가 먹는 음식의 3분의 2 이상을 해독해야 한다. 잘못된 식습관은 노폐물을 증가시키는 요인이 되며, 해독을 주로 관장하는 장이나 간과 신장의 기능을 떨어뜨려 노폐물이 증가하는 악순환이 거듭된다.

올바른 식사 방법

● 천연 그대로의 물은 마시기 힘들기 때문에 정수한 물이나 약수 등 가능한 한 깨끗한 물을 마시도록 노력해야 한다. 식후 바로 마시는 것보다 식후 30분에서 한 시간 후에 마시는 것이 좋다.

● 밥은 가능한 한 오래 씹어서 넘긴다. 침 성분에는 해독 기능이 있다. 오래 씹으면 쓴 음식도 단맛이 난다.

● 주성장이 멈추는 시기인 20대부터 소식하는 습관을 갖는다.

- 지방이 많은 음식이나 인스턴트, 밀가루 음식 섭취는 가급적 줄인다.
- 일주일에 2, 3회의 운동이나 등산을 통해 노폐물을 배설하고 쌓인 스트레스를 풀어 준다.
- 항상 즐거운 생각을 한다.

식약동원

대부분의 암 환자는 보이는 암을 제거하는 것에만 관심을 갖고 먹는 문제엔 관심이 부족하다. 암이 사망 원인 1위지만 영양결핍이 암의 한 원인이라는 사실을 아는 사람은 별로 없다. 국립암센터가 조사한 결과를 보면 암 치료 환자 열 명 중 여섯 명이 영양결핍 상태에 있었으며 그중 절반은 심각한 상태였다.

영양 상태뿐 아니라 무엇을 먹느냐도 중요하다. 오염된 공기 중에 있으면 우리 몸도 오염되듯이 오염된 지역에서 자란 채소나 음식은 문제가 있다. 채식이나 웰빙 식단도 중요하지만 어디에서 어떻게 자란 채소를 먹느냐가 더 중요하다.

한의학의 고서인 《천금방(千金方)》에서도 "질병이 있으면 먼저 음식으로 치료하고, 그래도 낫지 않으면 약을 쓰라"라고 하여 음식의 중요성을 강조했다. 실제로 '식의(食醫)'라는 의사를 두고 환자의 체질과 질병에 맞게 음식을 처방해 치료했다. 음식을 단순한 영양 공급의 관점이 아닌 치료의 한 부분으로 인식한 것이며, 요즘 유행하는 약식동원, 식약동원의 의미다. 유방암, 전립선암, 대장암은 선진국, 특히 서구 국가의 질병이었다.

하지만 우리나라도 식생활이 서구화되면서 미국의 암 발병률처럼 유방암이나 전립선암, 대장암이 증가하고 있다.

암 치료의 권위자인 벨리보 박사는 음식에서 답을 찾아야 한다고 역설했다. 암 발병률과 치료율의 차이 역시 먹는 음식에서 찾을 수 있다. 인간의 몸은 먹는 음식물에 의해 유지되며 만들어진다. 그래서 암 치료에서 음식은 가장 중요하다. 하지만 병원에서는 음식보다 방사선 요법이나 항암 치료, 수술 요법만을 암 치료의 전부로 생각한다. 제약회사 입장에서는 음식 연구에 돈을 투자할 필요가 없다. 특허를 낼 수도 없고 투자비용으로 상쇄할 수 있는 상업화도 불가능하기 때문이다.

의료계 풍토상 의사는 음식을 통해 암을 치료한다는 접근 방식에 대해 회의적이며 음식을 영양학적 관점에서만 보는 경향이 있다. "항암 치료를 할 때는 체력이 중요하니 무조건 잘 먹어야 합니다"라고 강조하면서 고기든 뭐든 잘 먹으면 된다는 식이다. 더 그럴듯해 보이는 약물 치료나 방사선 치료 없이는 아무것도 이룰 수 없다는 결론을 미리 내고 만다.

사실 치료 방식을 일시에 바꾸기란 어려운 일이긴 하다. 의학계에선 검증된 결과와 재현성이 확인된 치료법만을 시술하기 때문에 보편화되지 않은 어떤 치료법도 인정하지 않는다. 익숙하지 않은 한의학이나 민간에서 쓰는 요법을 접하면 흔히 의사들은 "그게 진짜야? 어쩌다 드물게 나타나는 기적이거나 플라세보 효과일 거야. 아니면 내가 모를 리 없어"라고 하기 일쑤다.

의사나 제약업계는 환자에게 몸과 음식 혹은 마음에 대한 지도는 하지 않고 수술이나 약물, 방사선 치료라는 해법만 제시한다. 그러나 의사라면 누구나 환자의 치료에 도움이 되는 것이라면 반드시 찾아내 실행해야 한다. 피톤치드가 풍부한 산속 생활과 같은 자연치유 요법은 암 치료에 도움이 된다는 명확한 근거가 없기 때문에 무의미하고 쓸데없는 치료라고 하는 사람들이 있다. 그러나 좋은 음식을 먹고 좋은 생각을 하고 좋은 환경에 있는 것은 건강을 유지하는 가장 기본적인 요소이다. 굳이 실험을 하고 암 치료에 도움이 된다는 확실한 메커니즘을 밝혀야 한다는 것은 사과가 왜 떨어지는지 뉴턴의 공식을 만들어 사용해야 한다는 논리와 무엇이 다를까?

잘못된 식습관이 만든 것이 암이라면 음식을 바꾸고 생활을 바꾸는 것이 암 치료의 초석이 되어야 한다.

암 치료는 음식에서부터

누구에게나 건강은 최고의 관심사 중 하나다. 그러나 인터넷에 떠도는 근거 없는 갖가지 건강식품이나 건강에 대한 정보는 혼란을 야기해 치료에 도움이 되기 보다 오히려 해가 되어 치료 기회를 놓치게 하는 경우가 많다. 아는 것이 힘이 될 때도 있지만 병이 될 때가 종종 발생하는 것이다.

통계에 따르면 유방암, 전립선암, 대장암은 선진국, 특히 서구 국가의 질병이다. 아시아 국가보다 월등히 높은 발병률을 보인다. 이것은 아시아인의 유전자가 특정 암에 면역이 있다는 말일까? 하지만 유전자의 문제는 아니다. 왜냐하면 샌프란시스코나 뉴욕 등지에 거주하는 한인이나 차이나타운 등의 아시아 이민자들은 아시아의 암 발병률이 아니라 미국인의 암 발병률을 빠르게 따라가고 있기 때문이다. 아시아인의 암 발병률은 지역석 특성이나 유선의 문제가 아니다. 생활방식이나 환경 그리고 식습관과 같은 외부 요인에 의해 영향을 받는 것이다.

하지만 식생활이 서구화되면서 한국에서도 요즘은 유방암이나 전립선암, 대장암이 증가하고 있다. 한국에서 일본을 제치고 가장 많았던 위암과 간암은 B형 간염 예방접종과 식생활 개선 등의 관리 덕분에 점차 줄어들고 있는 추세다.

인간은 물을 포함하여 하루에 1kg, 30년 동안 10톤 이상을 먹는다. 인간의 몸은 이렇게 먹은 음식물로 만들어지고 유지된다. 그래서 먹는 음식이야말로 건강한 신체를 만들기 위해 가장 중요한 문제이며 질병 치료에도 가장 먼저 고려해야 하는 요소다.

미네랄 요법

환자는 일반인에 비해 모든 기능이 떨어진다. 소화와 흡수, 세포대사 등 대사 기능이 불안정하기 때문에 일반인보다 많은 효소와 미네랄이 필요하다.

생명체를 구성하는 필수 원소인 탄소, 수소, 산소, 질소를 제외한 알루미늄, 철, 마그네슘, 칼슘, 구리, 망간, 크롬 등 인체를 구성하는 원소의 총칭을 미네랄이라 칭한다. 즉 미네랄은 미량이지만 생명체에 없어서는 안되는 필수 요소를 일컫는 말이다. 그중 비중을 많이 차지하는 미네랄이 있는데 나트륨, 칼슘, 마그네슘, 칼륨 등은 잘 알려진 것들이다. 최근에는 아연, 셀레늄, 크롬 등이 건강 증진과 암 치료에 중요한 미네랄로 부각되고 있다.

요즘 TV나 신문을 보면 산삼배양근을 음료나 약으로 만들어 판매하는데, 과연 효과가 있을까? 심마니들에 따르면 산삼은 자라는 곳에서만 자란다. 산삼이 자랄 수 있는 토양이 따로 있다는 것이다. 산삼은 그 땅의 기운을 먹고 자란다. 지력이 있어야 수십 년, 수백 년을 살 수 있는 것이다. 산삼은 지력이 부족하면 잠을 자고, 그 땅이 다시 힘을 얻게 되면 잠에서 깨어나 수십 년, 수백 년을 사는 것이다. 성분으로만 따지면 사포닌 성분만 있으면 되겠지만 땅속의 각종 미네랄과 영양분을 공급받고 자란 산삼과 그저 배양액에 영양분을 주어 키운 산삼의 효과가 같을 수 있을까?

산속에서 자란 나물이나 채소, 약재는 지금까지 우리 식단에 올라온 음식의 성분과는 다른 무언가가 있다. 흙에 생명이 있다는 말은 틀린 것 같지만, 실제로 살아 있는 흙과 죽은 흙은 구분된다. 같은 땅에 같은 농사를 수년간, 아니 수십 년간 짓는데 그 땅의 힘이 온전히 남아 있을까? 예전엔 땅에서 나온 것을 다시 땅으로 돌려주었다. 땅에서 재배한 것을 먹고 배설한 인분과 짚을 섞어 만든 두엄을 다시 땅에 돌려주어 땅의 힘을 유지해 왔던 조상의 현명한 지혜가 있었기 때문이다. 하지만 요즘 시골의 논을 보면 하얗게 돌돌 말린 짚을 보게 된다. 소에게 사료 대신 먹이기 위해서다. 그리고 소의 배설물은 대부분 해양에 투기한다.

우리의 흙은 이미 산성화되었다. 산성도가 높아지면 농작물이 잘 자라지 못하고 수확률이 낮아지기 때문에 수확량을 높이기 위해 각종 화학비료를 뿌려 곡식에 영양분을 공급한다. 인공 화학비료의 힘을 빌려 자란 곡식이나 채소가 과연 인체에 좋은 영향을 줄 것인가? 아무리 보기에 좋고 항산화물질이 많이 함유된 과일이나 채소라 할지라도 그 작물이 어떤 땅에서 자라고 수확되었는지가 중요한 관건이다.

흙은 만물의 혼이 섞인 종합체다. 각종 동물과 식물의 유해와 용암을 비롯한 퇴적물로 형성된 암석이 오랜 기간 침식과 풍화를 거쳐 이루어진 것이 흙이다. 어떻게 보면 없는 것이 없는 것이 흙인 셈이다. 이 흙은 밝혀지지 않은 수많은 무기물과 유기물이 포함된 천연 약재다.

그런데 우리 토양의 미네랄 밸런스가 화학비료와 농약으로 깨지고 있다. 이로 인해 체내의 필수 미네랄이 결핍되고 생명 유지의 고리가 끊어지거나 약해져 비만, 당뇨, 암, 뇌질환, 심장질환이 늘어만 가고 있다. 산성화되고 미네랄이 부족한 토양에서 생산된 농산물을 섭취하면서 조금씩 우리의 건강도 붕괴되고 있는 것이다. 식물은 자체적으로 미네랄을 생산해내지 못한다. 토양에 더 이상 미네랄이 없으면 식물에도 미네랄은 없는 것이니 우리의 토양을 살리는 것이 건강을 지키고 예방하는 길이다.

인체를 구성하는 미네랄의 역할

- 칼슘: 체내 무기질 중 가장 양이 많은 미네랄.

  뼈와 치아 구성, 근육 수축, 심장 박동 통제.

- 칼륨: 산과 염기의 평형을 조절, 근육신경의 자극 전달,

  세포 내 삼투압 조절.

- 나트륨: 산과 염기의 평형 유지, 삼투압 및 체액의 양을 결정.

- 마그네슘 : 혈관 이완(각종 혈관성 질환 예방에 필수),

  산과 염기의 평형 유지, 신경 진정.

- 유황: 콜라겐 형성, 혈액 해독 작용, 세포 원형질 보호.

- 붕소: 뇌기능 향상, 뼈의 성장, 특히 관절염이나

  골다공증 환자에게 필수.

- 셀레늄: 노화현상 억제, 면역력 향상과 항산화 능력이 탁월하여

  암을 억제.

- 망간: 정신을 안정시키는 미네랄로 노이로제, 정신분열증,

  조울증 등에 효과적.

- 아연: 전립선, 생식기관의 정상적인 발육 및 성장 촉진.

03 암의 원인도 잘못된 생활습관

암(癌)이라는 한자를 보면 질병을 뜻하는 부수 병질엄(疒) 안에 입구(口) 세 개가 있고 그 아래 뫼 산(山)이 있다. 그러니까 잘못된 음식이 입으로 들어가고 나가는 것이 산만큼 잘못 쌓이면 암이 온다는 뜻이니, 한자를 보면 우리 선조들의 질병관에 대한 현명함을 알 수가 있다. 지금도 위암이 남성 발병률 1위 암이다. 유독 한국 위암 발병률이 높아 한국에서 미국에 입양된 아이들을 대상으로 역학조사를 한 적이 있는데, 한국의 위암 발병률이 아니라 미국의 위암 발병률과 동일하게 나왔다. 그리고 예전엔 한국에 대장암이 별로 없었다. 서구화된 육식 위주의 식습관, 특히 삼겹살을 불에 구워 먹는 회식 문화 때문에 OECD 국가 중 대장암 발병률 1위라는 오명을 쓰고 있다. 이 두 가지 사례만 보더라도 어떤 음식을 섭취하느냐는 너무도 중요한 것이다.

설탕 소비와 암 증가율의 그래프도 정확히 일치한다. 설탕을 많이 먹는 사람은 당뇨병과 암에 걸릴 확률이 높다. 아이들에게 너무 달게 먹이거나 탄산음료나 과자 같은 인스턴트 음식을 먹이지 말아야 하는 이유다. 현대

암의 원인

아는 것이 힘이다
아는 것이 毒이다

원인을 알면 **치료법**도 알수 있다!

2010년 사망원인

1위 **암** (10만 명당 144.5명, 1년 암 발생 환자 17만 명)

2위 **중풍** 53.2

3위 **심장질환** 46.9

4위 **자살** 31.2

5위 **당뇨병** 20.7

총 사망인구 25만 명

보험연구원 2015

인은 정제당과 흰 밀가루, 동물성 기름 등에서 에너지의 절반 이상을 섭취한다. 독일의 생화학자 오토 하인리히 바르부르크는 암세포의 신진대사는 포도당 소비와 큰 연관이 있다는 것을 밝혀내 1931년 노벨 의학상을 받았다.

요즘 암 진단에는 MRI보다 PET(양전자단층촬영)가 더 활용되고 있다.

조금은 비약적인 논리로 보일 수도 있지만 PET의 원리를 보면 암의 발생과 치료에 대한 힌트를 찾을 수 있다. 암세포는 엄청난 세포분열을 하기 위해 건강한 세포가 한 개의 포도당을 사용할 때보다 18배 많은 포도당을 소비한다. PET의 원리는 암세포가 포도당을 좋아하는 원리를 이용한 것이다. 포도당 유사체인 방사성 의약품 F-18-FDG를 한 끼를 금식한 인체에 주입하면 이것을 가장 먼저 가져다 사용하는 것이 암세포다. 암세포 주위에 포도당이 많이 모이게 되는데 PET는 이 포도당 내의 양전자가 보내는 신호를 3차원 영상으로 나타내 준다. PET로 볼 때 다른 곳보다 포도당 소비가 과도하게 일어나는 부분이 나타난다면, 그 부분이 암일 가능성이 높다.

암뿐 아니라 당뇨병 연구가들에 따르면, 인슐린 증가는 염증과 암세포의 증식을 직간접적으로 자극한다. 네덜란드의 카롤린스카 연구소는 약 8만 명의 성인 남녀를 대상으로 평소 섭취하는 음식과 췌장암의 발병률을 조사했다. 그 결과, 탄산음료와 설탕이 많이 들어 있는 음식을 먹는 그룹의 췌장암 발병률이 그렇지 않은 그룹에 비해 두 배 가까이 높았다. 설탕은 암의 주식이라고 할 수 있다. 신약 개발이나 새로운 암 치료법도 중요하지만, 평소의 식습관이 더 중요하다.

1940~2000년 미국의 유방암 발생률 증가 곡선

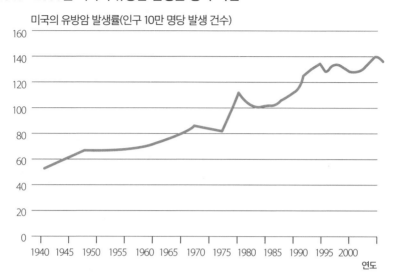

미국의 유방암 발생률(인구 10만 명당 발생 건수)

설탕 소비량 변화 추이

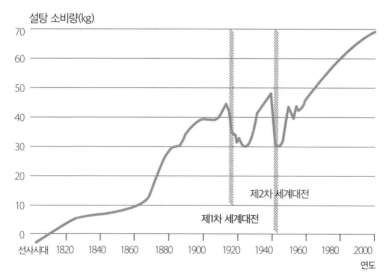

설탕 소비량(kg)

선사시대(인간의 생리가 형성된 시기)에 1인당 연간 2㎏, 1830년에 5㎏, 2004년에 70㎏ 소비

04 건강해지려면 반대로 살아라!

가끔 환자와 상담을 하는데, 이사를 한 후 몸이 아프기 시작했다거나 반대로 이사를 한 후 오히려 컨디션이 좋아졌다는 말을 듣곤 한다. 모든 일엔 원인과 결과가 있는 법인데 왜 반대의 현상이 나타났을까? 이사를 한 후 병이 생기거나 병이 없어진 이유는 무엇일까? 실마리를 주는 사실은 거처를 옮긴 장소가 때로는 우리 몸에 유리할 때도 있고 불리할 때도 있다는 것이다.

한의학에서는 병의 원인을 크게 세 가지로 나눈다. 질병의 원인이 외부에서 오는 경우를 외인(外因), 인체 내부에서 오는 경우를 내인(內因), 외인도 내인도 아닌 것을 불내외인(不內外因)이라 한다. 그중 외인이라 하면 대표적인 것이 육음(六淫, 風寒暑濕燥火)이다. 바이러스나 세균에 의한 질환 또는 폭염, 혹한 등과 같은 기후변화나 직업병 그리고 환경과 관련된 질환이 이에 해당한다.

몇 달 전 몸이 무겁고 만성 피로에 시달리는 목욕탕에서 일하는 환자를 치료한 적이 있다. 목욕탕은 육음 중에 습(濕)에 해당한다. 습한 곳에서 일하는 이 환자의 집은 그늘지고 습한 곳에 위치해 있었다. 햇빛이 들고 건조한 곳으로 이사해 보라는 권고를 했다. 한약도 따뜻하고 습을 없애 주는 약을 처방해 주었는데, 결과적으로 이 환자는 몸이 가벼워지고 피곤함이 사라졌다.

만약에 불을 다루는 사람이라면 분명이 건조해지고 몸이 뜨거워지는 상황에 있을 것이다. 이런 경우엔 너무 건조하거나 따뜻한 곳에 거처하기보다 약간 그늘지고 보습해 주는 곳이 좋을 것이며, 약도 마찬가지일 것이다. 서두에 말했지만, 이사를 하거나 거처를 옮겨 몸이 좋아진 이유에 대한 답이 된 것이다.

한의학에서는 체질의학이나 진단을 통해 음양을 구분해 치우친 음양 상태를 균형을 이루게 처방을 한다. 음적인 상태이거나 음인 체질에는 양적인 처방을 하고 양적인 상태이거나 양인 체질에게는 음적인 처방을 하여 균형을 맞춰 주는 것이다.

암이나 당뇨를 비롯한 각종 생활습관병은 잘못된 생활습관 중독 때문이다. 우리 몸은 좋은 습관이든 나쁜 습관이든 세뇌가 되어 중독된다. 중독 증상이란 그 행동이나 음식을 중단했을 때 짜증이나 우울감, 두통, 복통과 같은 금단현상이 생기며, 그 행위 없이는 생활하기 어려운 상태에 처하게 되는 것이다. 대표적인 중독이 알코올이나 마약이다. 그런 의미에서 생활습관병은 중독 증상에 가깝기 때문에 생활습관병 치료가 힘든 것이다.

필자는 암 환자와 여러 번 상담하고 치료한다. 지금까지 살아온 방식의 반대로 살라는 것이 첫 번째 처방이다. 무언가 잘못 살아왔기 때문에 암에 걸린 것이니 수술이나 항암은 결과를 위한 치료일 뿐이다. 근본적인 원인 치료는 환자 자신에게 있다는 이야기와 함께 잘못된 생활방식과 반대로 살라고 말해 주는 것이다.

너무 소심하고 섬세한 성격이면 둔해지고 대담해지라 하고, 너무 말이 많고 성격이 급하다면 말수를 줄이고 명상이나 단전호흡 같은 것을 통해 느긋해지라고 한다. 만일 생활습관병이나 질병이 있어 건강해지길 원한다면 '반대로 살아라!'라는 것이 필자의 처방이다.

중독은 의지만으로 고치기 힘들다. 금단현상 같은 증상을 없애 줄 특별한 처방이 필요하다. 먼저 잘못된 생활습관의 중독증을 찾아내고 자신만의 체크리스트를 만들어 관리해야 치유가 가능하다. 암과 생활습관병은 치료보다 예방이 우선이다. 얼마 전 생활습관을 고치고 반대로 사는 방법을 체험할 수 있는 힐링 공간을 담양에 만들었다.

05 의식주를 바꿔라

유전공학의 발전으로 인간의 유전자가 해석되고, 유전자와 질병 간의 관계가 밝혀지고 있다. 요즘엔 방사선동위원소를 이용한 PET라는 진단기도 나왔다. 이런 진단기는 3차원 영상으로 질병을 진단한다. 이러한 현대 의학의 놀라운 발전에도 암을 비롯한 각종 생활습관병과 난치성 질환이 증가하고 있고, 치료율도 향상되지 않고 있다.

의학이 발달할수록 감염성 질환에 의한 사망은 감소하고 있지만 생활습관병에 의한 사망률은 오히려 증가하고 있다. 암과 같은 생활습관병은 생활환경, 즉 오염된 환경이나 인스턴트 음식이나 가공된 음식, 오염된 공기나 물 등에 의해 좌우되기 때문이다. 잘못된 생활환경이나 생활방식은 우리의 면역체계를 흔들어 질병의 원인이 되기 때문에 면역력을 높이고 질병을 예방, 치료하기 위해서는 의식주를 바꿔야 한다.

이제 더 이상 성인병이 아니라 생활습관병

필자의 병원은 암 환자만 입원하는 병원이다. 입원하는 평균 연령이 40대 중반에서 50대 중반이 70%가 넘는다. 그런데 놀랍게도 20~30대 환자가 늘고 있다. 심지어 최근에는 잘못된 식습관으로 인한 소아비만과 소아당뇨, 소아암이 늘어가고 있다.

예전엔 성인에게 온다 해서 성인병이라 했지만, 이제 더 이상 성인병이라고 부르지 않는다. 잘못된 생활습관을 가진다면 성인뿐 아니라 아이들에게도 올 수 있는 병이 되었기 때문이다. 특히 입원 환자 중에는 조기에 수술을 해서 완벽하게 암을 제거했는데 다시 재발한 환자가 60%가 넘는다. 뭔가 암이 생긴 생활습관이 있을 텐데 수술만 하고 근본 원인을 제거하지 않으니 다시 암이 발생하는 것이다. 근본 원인인 생활습관을 바꾸는 것이 암이나 생활습관병을 예방하고 치료하는 데 얼마나 중요한 것인지 알 수 있다.

암뿐 아니라 생활습관병의 공통점이 있다. 첫 번째는 난치병이므로 의사는 단지 조절해 주는 것뿐이라는 것이다. 당뇨약이나 혈압약은 정상 범위에 있도록 당이나 혈압을 조절해 주는 약이기 때문에 한번 먹으면 평생 먹게 된다. 두 번째는 생활습관병은 서로 연관성이 있다는 것이다. 잘못된 생활방식은 혈액을 탁하게 만들고 면역력을 떨어뜨려서 동맥경화나 당뇨병을 유발한다, 결국엔 심장병이나 중풍 그리고 암과 같은 병이 되는 것이다. 마지막으로 생활습관병은 외부에서 침입한 병균이 아니라 내 몸속에서 발생한 병이라는 것이다. 잠깐 앞서 말했듯이 생활습관병을 예방하고 치료하려면 약을 복용하는 것에 의지하지 말고 잘못된 생활습관을 고치는 것이 근본적인 치료가 된다.

06 황토 이야기

몇 년 전의 일이다. 고등학교 동창회를 황토로 지은 펜션에서 하게 되었다. 오랜만에 친구들과 함께한 술자리인지라 과음을 했다. 다른 때 같았으면 다음 날 숙취 때문에 상당히 힘들었을 텐데 그날은 숙취를 전혀 느끼지 못했다. 처음엔 술자리가 즐거워서인 줄 알았는데, 펜션 주인아저씨가 술을 아무리 많이 마셔도 황토방에서 자고 나면 숙취가 말끔히 없어진다는 이야기를 무용담처럼 하시는 것을 듣고는 놀라운 황토의 해독 능력을 알게 되었다.

한의학에서는 오행(목, 화, 토, 금, 수) 중 흙의 기운을 중앙 토로 보고 어느 곳에도 치우치지 않는 것이며, 오색으로는 황색에 해당하는 것으로 본다. 그래서 흙 중에서도 황색의 흙을 최고로 여기며 해독하는 효능이 있음을 강조하고 실제로 흙을 약재로 사용하기도 한다.

황토를 물에 섞어 가라앉힌 후 위에 뜬 물을 지장수라 한다. 한의서인 《본초강목》에서 지장수는 반드시 황토로 만들어야 한다고 해서 일명 토장수(土漿水) 또는 황토수(黃土水)라고도 한다. 《동의보감》에서는 "그 맛은 달고 성질은 차며, 독이 없고, 중독과 번민을 낮게 하며, 어육독이나 채독, 약물중독 등 해독 기능이 있다"라고 했다. 과학적으로도 지장수에는 인, 철, 아연, 칼슘, 요오드, 구리, 나트륨, 염소, 칼륨, 마그네슘, 망간 등 인체에 필요한 미네랄이 풍부하게 포함되어 있다.

예전 어머니들은 자식을 평균 다섯 이상씩 낳았는데도 부인병이 없었다. 그 이유는 황토로 만든 아궁이에서 불을 지피고 부엌일을 했기 때문이다. 황토에서 발생하는 원적외선이 인체의 독소를 제거하고 자궁을 따뜻하게 하여 하체의 혈액순환을 돕는 작용을 했던 것이다.

황토의 효능은 이뿐이 아니다. 예전에 사용했던 황토 옹기와 황토 약탕기도 다시 재조명받고 있다. 전통 황토 약탕기는 일반 약탕기보다 여덟 배 정도의 약효 추출 효과가 있다. 옛날에는 전통식품인 된장, 간장, 고추장 등은 흙으로 만든 옹기에 보관해 왔다. 옹기가 숨을 쉬기 때문에 음식이 발효되는 데 최적의 역할을 하며, 황토의 해독 작용으로 음식의 독성도 제거해 주기 때문이었다.

황토로 만든 집은 일반 벽돌집과 달리 입자가 곱고 많은 산소를 함유하고 있어 정화 능력이 뛰어나고 탁한 성분을 흡수하는 탈취, 탈지 성질을 가지고 있다. 그리고 원적외선을 방출하여 인체에 가장 유익한 에너지 곡선에 근접하여 혈액순환을 도와 피로를 풀어준다. 황토 1g 속에는 2억~2억 5000마리의 미생물이 들어 있어 다양한 효소를 만들어 내는데, 따라서 해독, 자정 능력이 뛰어나다. 황토가 만병통치약이 될 순 없지만, 요즘처럼 오염된 환경 속에서 늘어나고 있는 아토피나 알레르기와 같은 면역질환 환자들에게는 그 어떤 약보다 좋은 효과가 있다고 할 수 있다.

황토는 태양에너지의 저장고라 불릴 정도로 동식물의 성장에 꼭 필요한 원적외선을 다량 방사하여 살아 있는 생명체라 불리기도 한다. 황토 그 자체에서 나오는 원적외선이 세포의 생리 작용을 활성화하여 오염된 하천이나 어항 및 적조현상으로 죽어가는 바다를 회복시키기도 한다. 또한 공기 중의 비타민이라 할 수 있을 정도로 음이온을 방출하여 산성화된 체질을 알칼리성으로 바꾸고 혈액순환을 촉진시켜 신진대사를 왕성하게 만들어 준다.

암을 비롯한 모든 병은 몸에 독이 쌓여 발생하는 것이므로 개인적인 생각으로는 병원 입원실부터 황토 방식으로 바꾸어야 하지 않을까 싶다. 실제로 새 집으로 이사해서 아토피나 비염이 발생한 환자들에게 황토 집으로 리모델링을 권하거나 시골의 황토 집에서 살 것을 권유하여 치료한 경험을 많이 했다.

땅의 힘

요즘 농촌에서는 딸기나 토마토 등의 과일을 키울 때 수경재배가 인기 있다고 한다. 재배하기 쉽고 일하는 데 효율적이기 때문이다. 얼마 전 딸기 재배하는 환자 분이 치료가 잘 되어 고맙다며 인사차 한의원에 딸기를 가지고 오셨다. 그런데 일반 딸기보다 향이나 맛이 그리 좋지 못했다. 나중에 알고 보니 수경재배로 키운 딸기였다. 수경재배가 물에 각종 영양분을 공급해 재배한다고는 하지만 땅속에 포함된 각종 미네랄과 밝혀지지 않은 성분들까지 공급하지는 못한다.

농부들은 같은 땅에 같은 작물을 연속해 농사짓지 않는다. 연작으로 인한 피해가 크기 때문이다. 같은 작물을 계속해 심으면 그 작물에 필요한 땅속 영양분이 사라지기 때문이다. 그래서 연작 대신 돌려짓기를 한다. 도라지는 한 곳에서 2년 이상 되면 썩기 시작한다. 인삼도 마찬가지다. 그래서 2년이 지나면 도라지를 수확한다. 장수 도라지나 6년근 인삼으로 키우려면 옮겨심기를 해야 한다. 도라지나 인삼이 땅속의 필요한 영양분을 다 흡수해 버리기 때문이다.

요즘은 산삼배양근을 음료나 약으로 판매한다. 그게 과연 효과가 있을까? 그저 채식을 하거나 과일을 먹으면 질병 예방과 치료에 도움이 되는 것일까? 말기 암 환자가 숲속에 들어가 살면서 암이 나았다는 뉴스를 매스컴을 통해 드물지 않게 접하곤 한다. 반대로 말기 암 환자가 항암 치료나 수술, 방사선 치료를 받고 나았다는 이야기는 한 번도 들어 본 적이 없다. 왜 그럴까? 오랫동안 고민을 하다 답을 찾았다. 산에서 나는 나물과 약초를 먹고, 산 속의 깨끗한 공기와 피톤치드를 들이쉬고 그리고 속세에서 벗어나 스트레스 없이 살다 보니 자연치유력이 되살아나 암을 스스로 이겨 낼 수 있었던 것이다.

특히 인위적으로 재배되지 않은 자연 상태의 나물과 약초에 그 답이 있다. 산삼은 땅의 기운을 먹고 자란다. 지력이 있어야 수십 년, 수백 년을 살 수 있는 것이다. 산삼은 지력이 부족하면 잠을 잔다. 땅이 다시 힘을 얻게 되면 잠에서 깨어 수십 년, 수백 년을 사는 것이다.

하느님이 흙으로 인간을 만들었다 함은 바로 인간의 근본이 흙에서 출발한 것임을 암시하는 것이 아닌가 생각한다.

논이 죽어 간다

농사를 지을 때 연작을 하면 영양분 중에 특히 질소 성분이 가장 많이 없어진다. 따라서 뿌리혹박테리아가 있어 질소를 유일하게 생산해 내는 콩을 중간에 한 번씩 심거나 가급적 한 작물을 오랫동안 경작하지 않고 돌려짓기를 한다.

흙은 한방에서 방위와 오행으로는 중앙 토의 기운이며, 오색으로는 황색, 장부로는 비장과 위를 지칭한다. 중앙 토의 개념은 모든 사물을 받아들여 치우침 없이 중용을 만든다는 의미다. 즉 태극에서 출발하여 음양으로 나뉘는 중간 단계로, 음도 아니고 양도 아닌 상태를 말한다. 음양에서 양은 목(木) 기운과 화(火) 기운으로, 음은 금(金) 기운과 수(水) 기운으로 나뉘며, 중앙 토는 그 중간에 위치하여 서로의 치우침을 조절하는 것이라고 생각하면 이해하기 쉽다.

흙 속에는 밝혀지지 않은 수많은 무기물과 유기물이 포함되어 있다. 어찌 보면 천연 약재라고 할 수 있다. 우리는 음식을 이 흙에서 재배하여 먹는다. 아무리 보기 좋아 보이는 과일이나 채소라 해도 그것이 어떤 땅에서 자란 것인지는 그래서 중요하다. 얼마 전 방영된 TV 다큐멘터리 〈산으로 간 사람들〉에서는 말기 암 환자들의 산속 생활을 그렸다. 직접 유기농으로 재배하거나 산에 나는 각종 나물과 약재를 먹고 암을 극복할 수 있었다는 내용은 시사하는 바가 크다. 세상의 스트레스에서 벗어나 산속으로 들어가 그동안 섭취하지 못했던 각종 나물과 약초를 먹고 깨끗한 공기와 피톤치드 속에서 숨 쉬는 삶이 꺼져 있던 면역력을 다시 켜서 암을 스스로 이겨 내게 만든 것이리라.

요즘 농촌에서는 친환경 유기농 채소를 경작하는 농가가 늘고 있다. 단지 채소나 농작물에 농약을 치지 않고 재배했다는 데 의미가 있는 것이 아니라, 인공 비료가 아닌 유기농 비료로 농작물에 영양분을 공급하는 것에 의미가 있다고 생각한다. 암 환자나 생활습관병 환자에게 친환경 유기농 농작물은 많은 역할을 하고 있다. 질병 예방도 해준다. 유기농 먹을거리를 경작하는 농민은 더 이상 단순한 농사꾼이 아니라 생활습관병과 난치병을 예방하고 치료하는 가장 훌륭한 의사다.

필자는 도심에서 10여 년간 한의원을 하다 지금은 담양 산중에 난치병과 암 환자를 위해 황토로 된 명문요양병원을 개원했다. 산속에 무슨 병원이냐며 반대하는 사람도 있었다. 그러나 편백나무와 소나무가 있는 산속 자연의 힘과 친환경 유기농 식단은 의술의 힘보다 훨씬 좋은 치료 효과를 내고 있다. 처음에 반대했던 사람들도 이제는 잘한 일이라고 격려하곤 한다.

친환경 유기농으로 가꾼 농작물을 재배하고도 판매처를 뚫지 못해 제값을 못 받는 농가들이 많다. 농업협동조합이 나서서 지역의 친환경 유기농가와 소비자를 연결해 판매하는 직거래를 추진하는 등 친환경 유기농가에 많은 관심을 기울인다면 FTA로 시름하는 농가에 새로운 경쟁력과 힘을 실어 주지 않을까 생각해 본다.

친환경 유기농법의 미래 가치

요즘은 친환경 유기농법으로 농사를 짓는 농가가 증가하고 있다. 화학 비료 대신 천연 퇴비를 사용하면서 땅에는 지렁이가 많아졌다. 지렁이의 배설물은 다시 퇴비가 되고 지렁이가 지난 길은 공기 통로가 되어 농사가 더 잘되는 효과를 얻게 된다.

식량이 절대적으로 부족하던 시절에는 생산량 증대를 위해 화학 비료와 농약을 많이 사용했다. 그러다 보니 점차 토양은 산성화되었고, 농작물이 잘 자라지 않게 되었다. 그러자 흙을 중성으로 만들기 위해 석회를 뿌렸지만 농작물을 키우면서 비료를 뿌리면 다시 산성으로 변하는 일이 반복되었다. 또한 과도한 농약 사용으로 생태계가 파괴되기 시작했다.

친환경 농산물이란 환경을 보전하고 안전한 농산물을 소비자에게 공급하기 위해 농약과 화학 비료 및 사료첨가제 등을 전혀 사용하지 않거나 최소량만 사용하여 생산한 농산물을 말한다. 친환경 농산물은 유기 농산물, 무농약 농산물, 저농약 농산물 등으로 나뉜다.

최근 화학 비료 대신 퇴비를 사용하는 곳이 늘고 있다. 유기농법에는 오리농법, 우렁이농법, 지렁이농법 등 다양한 방법이 있다. 풀이나 짚을 썩힌 퇴비에는 질소, 칼륨, 인 등 화학 비료를 대신해 농작물을 튼튼하게 만들어 주는 성분이 풍부하다. 또한 마늘, 고춧가루, 우유 등을 이용한 유기농약 사용이 늘면서 생태계 회복이 시작되었다. 사라졌던 메뚜기가 돌아오고 강물이 깨끗해져 물고기가 서식하기 시작했다.

화학 비료와 합성농약을 사용하지 않아서 생산량은 줄었다. 그러나 유기 농산물을 비싼 값에 판매할 수 있으므로 농가 소득은 늘어나고, 소비자는 안전하고 질 좋은 농산물을 먹게 되었다. 배고픔을 면하기 위해서 양으로 승부하던 시절은 지나고 삶의 질, 식재료의 질을 추구하는 시대가 온 것이다.

황칠 이야기

황금색 한약은 해독에 좋은 효과가 있다. 대표적인 해독약인 황련해독탕은 현대 의학적으로도 항염증 효과가 있다고 알려져 있다. 당뇨병이나 대사증후군, 고혈압, 간과 위장장애에 사용되고 있으며, 동물실험과 임상실험 등에서도 좋은 효과가 입증되고 있다.

황금, 황연, 황백, 치자, 대황, 강황, 울금, 황칠은 대표적인 황금색 한약재다. 한의학에서는 황색을 오색(청적황백흑)중 중앙 토로 보고 어느 곳에도 치우치지 않는 색으로 황색의 흙은 해독하는 효능이 있음을 강조한다. 실제로 흙을 약재로 사용하기도 했고 황토로 만든 황토 집은 해독하는 데 도움이 된다.

황금색 한약재 중 황칠은 한의과대학에서 배우는 본초학에서 빠져 있고 《동의보감》 처방에도 나오지 않는 약재이다. 궁궐에서 황금갑옷이나 가구에 황금색 도료로 사용되었고 중국에 공물로 바쳐져 황금색 도료로 사용하기에도 부족해 약용으로 사용되지 못하였다.

임진왜란을 흔히 도자기 전쟁이라고도 한다. 하지만 도요토미 히데요시가 황칠차를 좋아해서 황칠을 얻기 위해 전쟁을 일으켰다 할 정도로 황칠에 대한 일화가 남아 있다.

황칠이란?

'노란 칠'이라는 뜻의 황칠의 학명은 Dendropanax morbifera H. Lev.이다. 세계적으로도 귀하고 가치 있는 나무로 우리나라가 원산지이며 따뜻한 기후를 좋아하는 사철 푸르고 키가 큰 상록교목이다. 학명인 덴드로파

낙스는 만병통치라는 뜻인데 인삼도 파낙스 계열이다. 모비페라는 질병을 가져간다는 뜻으로 황칠의 학명은 만병통치약용식물이다.

황칠은 혈액을 맑게 하여 해독해 주기 때문에 항암 및 면역력 증강 효과가 있고 연구에 의하면 아래와 같은 효과가 있다.

1. 항암(암세포 증식 억제 작용) 및 항산화 활성 효과

2. 면역력 증강 효과

3. 지방간, 간염, 간경화 등 간질환 예방 및 치료 효과

4. 당뇨, 고혈당 치료 및 예방 효과

5. 남성 성기능 개선 효과

6. 전립선 비대증 치료 효과

7. 진해, 거담 효과

8. 장질환 치료 및 예방 효과

9. 신경 안정, 항우울증 효과

10. 신경조직 재생 및 증식 효과

11. 항균 작용

12. 피부 미백 및 자외선으로 인한 피부 손상을 방지하는 효과

07 해독 솔루션

해독의 목표는 피를 맑게 하는 것

음식, 물, 공기가 오염되면 결국 인체 내의 혈액이 탁해지고 혈관에 문제가 생겨 각종 생활습관병을 초래하게 된다. 숨을 쉬고 밥을 먹는 것은 결국 움직이기 위해 필요한 에너지를 얻는 과정이다. 그 역할의 중심 역할을 하는 것이 혈액이다. 혈액이 탁해지면 산소 운반이 되지 않고 영양분인 포도당이 제대로 세포에 전달되지 않는다. 결국 숨을 쉬고 먹었던 영

건강한 혈액

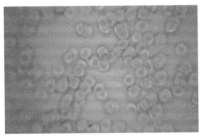

질병상태 혈액

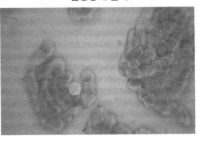

양분이 비효율적으로 사용되고 면역계의 중심 역할을 하는 백혈구의 활동이 원활하지 않아진다. 따라서 면역력이 떨어지고 암세포나 바이러스를 제거하지 못하여 각종 염증 질환이나 암에 걸리게 된다.

해독의 목표는 결국 혈액을 맑게 하여 신진대사를 효율적으로 만들고 자연치유력을 극대화하여 질병을 예방하고 치료하는 것이다.

몸의 해독, 마음의 해독, 생활 속의 해독

중요한 일을 앞두었거나 걱정거리가 있을 때는 아무리 맛있고 소화가 잘되는 음식을 먹어도 쉽게 체하는 경우를 경험한 적이 있을 것이다. 스트

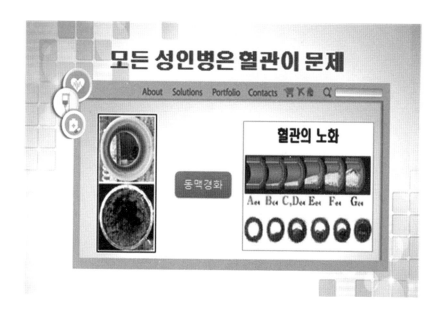

레스를 받은 여성은 생리주기가 불규칙해지거나 배란통이나 생리통이 심해지기도 한다.

마음이 편치 않으면 호르몬이나 소화효소에 영향을 미쳐 소화불량이 생기거나 어혈이 만들어져 통증까지 야기한다. 이렇듯 독소는 입이나 코로 마시고 먹지 않더라도 몸 자체에서 발생하기도 한다.

우리 몸의 신진대사는 미세한 전기신호나 신경전달 물질에 의해 이루어진다. 그 대표적인 일을 자율신경계가 담당한다. 자율신경은 의식이나 무의식의 정신세계에서 담당하는 것이니 마음을 수련하고 마음의 독을 제거하는 것이 해독의 시작이 되어야 한다.

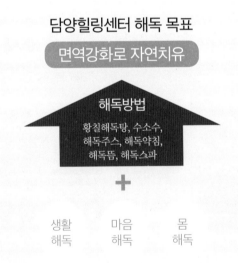

첫 번째 마음 해독

스트레스 없는 삶

필자는 암 환자를 진료하는 병원을 운영한다. 암 선고를 받은 후 암에 대해 두려움과 공포심을 갖는 사람이 대부분이지만, 간혹 암에 대한 공포나 두려움이 없고 암을 극복할 수 있다고 자신하는 사람도 있다. 하지만 두려움이 없는 사람도 대개 남 앞에서 의연한 연기를 할 뿐 혼자 잠을 잘 때는 두려움과 공포로 숙면을 취하지 못하는 경우가 많다.

의식세계가 1%라면 무의식과 잠재의식은 우리가 의식하지 못할 뿐 정신세계의 99%를 차지한다. 무의식의 세계에서도 자유롭기 위해 스님들은 명상과 호흡법을 통해 영혼을 맑게 하고 잡념을 제거하기 때문에 3일 밤낮을 자지 않고도 피곤해 하지 않는다. 일을 하지 않더라도 뇌는 에너지의 20%를 사용한다. 하루에 12시간 잠을 자더라도 악몽에 시달린다면 육체노동을 한 것처럼 몸은 천근만근 피곤할 것이다.

스트레스와 면역력

면역력을 떨어뜨리는 가장 큰 적은 스트레스

우리 스스로 우리 몸을 얼마나 컨트롤할 수 있을까? 숨을 쉬는 것, 심장이 뛰는 것, 음식을 먹고 소화를 시키는 것, 좀 더 작은 쪽으로 들어가면 에너지를 만들고 호르몬을 분비하며, 세균이나 바이러스 그리고 암세포를 제거하는 일을 우리 스스로 명령해서 치료할 수 있을까? 그렇지 않다.

긍정적인 마음

- 엔돌핀 : 기쁨
- 멜라토닌 : 수면, 안정
- 도파민 : 쾌감, 로맨틱
- 옥시토신 : 일체감, 사랑
- 세로토닌 : 평안
- CCK : 만족감

6가지 행복 호르몬에
림프구는 민감하게 반응

우리가 컨트롤할 수 있는 것은 혈액밖에 없다. 혈액을 어떻게 컨트롤할 수 있다는 것일까? 가장 쉬운 방법은 우리 입으로 들어가는 음식을 컨트롤하는 것이다. 그다음이 물, 그다음이 공기(산소)이며, 마지막이 마음이다. 아무리 좋은 음식이나 물, 공기를 마신들 스트레스로 마음이 복잡해지면 잘 컨트롤되었던 것들이 필요 없어진다. 건강을 위해 친환경 유기농 음식을 먹고, 특별히 좋은 효소나 건강식품도 찾아 먹는다. 하지만 스트레스를 받으면 우리 몸은 아무리 좋은 것을 먹는다 해도 흡수되지 않는다. 가까운 지인과 심하게 다투어 마음이 크게 다쳤을 때, 너무나 억울한 일을 당했을 때는 물만 먹어도 체하고 아무리 소화가 잘 되는 음식, 맛있는 음식이 있어도 입에 들어가지 않는 경험을 해 보았을 것이다. 대학입학시험을 앞둔 예민한 수험생들이 소화도 안 되고 머리가 아프며 생리불순과 생리통 등 이루 말할 수 없는 증상을 겪는 것도 마찬가지다. 용하다는 한의원에 가서 약을 지어다 먹어도 잘 낫지 않는 이 '고3병'은 언제 낫는가? 시험이 끝나면 씻은 듯이 낫는다. 스트레스는 이렇게 몸에 큰 영향을 미친다. 옆의 그림은 긍정적이고 행복할 때, 특히 웃을 때 분비되는 다양한 행복 호르몬을 나타낸다. 이 호르몬들은 면역세포인 림프구에 민감하게 반응하는데, 결국 행복 호르몬은 면역력을 향상시키고 스트레스 호르몬은 면역력을 떨어뜨린다고 할 수 있다.

뚱뚱하면 오래 산다?

얼마 전 다큐멘터리 TV 프로그램 〈SBS 스페셜〉에서 '비만의 역설—뚱뚱한 사람이 오래 산다'를 주제로 비만과 건강의 관계를 새롭게 조명했다. 일반적으로 정상 체중을 가진 사람이 건강하며 오래 산다는 상식과 반대로 비만 체형인 사람이 정상 체형인 사람보다 장수한다는 내용이었다. 마른 체형인 사람의 경우 일반적으로 성격이 예민하여 조그만 일에도 스트레스를 받고 그로 인해 식욕이 없을 뿐 아니라 소화불량에 시달린다. 뚱뚱한 사람은 일반적인 자극에도 잘 먹고 소화 능력이 좋다. 다른 말로 표현하면 스트레스 대응 능력이 더 뛰어나다.

일본 도호쿠대학교 의학연구소의 구리야마 신이치 교수가 40세 이상 일본 성인 남성 5만 명을 대상으로 12년 이상 비만과 수명의 관계를 조사한 결과를 밝혔는데, 저체중 34.5년, 고도비만 39.4년, 정상 39.9년, 비만 41.6년 순으로 나타났다. 이렇듯 뚱뚱한 사람이 더 오래 산다는 연구가 주목받는 가운데, 삼성서울병원 서상원 교수팀은 국제 학술지《알츠하이머병 저널(Journal of Alzheimer's Disease)》에 논문을 발표했다. 그 논문에 따르면, 2490명의 치매 환자를 관찰한 결과 과체중인 치매 환자가 정상인 치매 환자보다 더 오래 살았다. 이로써 체중과 수명의 연관 관계가 재차 확인됐다.

이는 이른바 '비만 패러독스(obesity paradox)'라고 불린다. 아마도 마른 사람이 비만인 사람보다 스트레스에 민감하게 반응하기 때문인 것으로 보인다. 뚱뚱한 것이 장수의 비결이 아니라 스트레스를 어떻게 극복하느냐가 중요한 문제인 것이다. 담배나 술이 해롭긴 하지만 적당한 양으로 스트레스를 해소할 수 있으면 오히려 건강에 유리하게 작용할 수 있다. 반대로 스트레스를 받으면서까지 금연이나 금주를 한다면 과연 건강에 얼마나 유리하게 작용할 수 있을까?

스트레스와 자율신경

인간의 몸에는 우리가 인식하거나 조절할 수 없는 신경이 있는데, 이를 자율신경이라 한다. 우리 몸은 팔이나 다리처럼 마음대로 움직일 수 있는 기관(수의근)과, 위나 심장 같은 내장기관 그리고 호흡이나 땀, 호르몬 같은 내분비계처럼 의지대로 움직일 수 없는 기관(불수의근)으로 구성된다. 자율신경계는 교감신경과 부교감신경으로 나누어지며, 이는 한의학에서 말하는 음적인 것 및 양적인 것과 유사하다.

교감신경은 양적인 것에 해당하며 활동적인 것, 낮, 흥분 등을 관장한다. 부교감신경은 음적인 것에 해당하며 안정, 휴식, 밤, 소화 등을 관장한다. 교감신경과 부교감신경은 어느 한쪽으로 치우치게 되면 문제가 발생하는데, 한의학에서는 음양의 균형이 깨져 어느 한쪽으로 치우칠 때 문제가 생긴다고 본다. 물론 음양이 균형을 이룰 때 건강하다.

보통 건강한 사람의 과립구는 평균 60%, 림프구는 35% 정도이다. 교감신경이 발달한 사람은 양적인 체질로 과립구가 70% 내외여서 과립구형 인간, 반대로 부교감신경이 발달한 사람은 음적인 체질로 림프구가 40% 내외여서 림프구형 인간이라고 본다.

이러한 자율신경계의 흥분과 억제는 정서적인 부분, 즉 스트레스와 관련이 깊다. 감정이 격해지거나 화가 나고 스트레스를 받게 되면 교감신경이 흥분돼 아드레날린과 스트레스 호르몬인 코르티솔이 다량 분비되어 과립구를 증가시키게 된다. 과립구는 활성산소를 방출시켜 유전자를 변형시키거나 염증을 유발한다. 대부분의 생활습관병이나 만성병의 원인은 70%가 활성산소 때문이라고 하니 스트레스가 결국 질병 원인의 70%를 차지

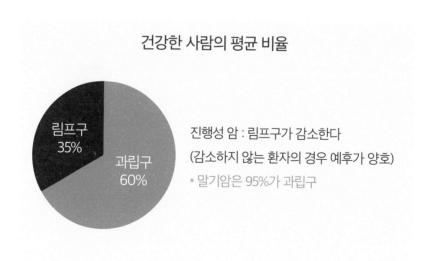

건강한 사람의 평균 비율

림프구
35%

과립구
60%

진행성 암 : 림프구가 감소한다
(감소하지 않는 환자의 경우 예후가 양호)
* 말기암은 95%가 과립구

하는 셈이다.

반대로 웃고 편안할 때는 부교감신경이 흥분돼 아세틸콜린이 분비되고 림프구를 증가시킨다. 증가된 림프구는 T림프구와 B림프구, NK세포 등인데, 이것들은 우리 몸을 해독하거나 염증 혹은 외부의 적을 소탕하는 일을 한다.

과립구에는 아드레날린 수용체가 있고 림프구에는 아세틸콜린 수용체가 있다는 사실은 면역학의 석학 아보 도루 박사가 발견했다. 즉 아세틸콜린은 림프구를, 아드레날린은 과립구를 증가시킨다. 림프구와 과립구의 비율이 어느 한쪽으로 치우치게 되면 질병이 발생한다. 아보 도루 박사에 따르면 이상적인 과립구와 림프구의 비율은 6:4이며, 이 비율을 유지할 때 건강하다.

따라서 암 환자의 호전 상태나 악화 상태를 림프구의 비율로 추정할 수 있다. 초기 암이나 진행성 암일 경우 과립구의 증가가 두드러지며, 반대로 림프구의 비율은 감소하는 경향을 띤다. 결국 암 환자는 교감신경이 우세하며 부교감신경이 억제된 상태이기 때문에 부교감신경을 자극할 수 있는 생활습관이나 음식, 행복을 찾는다면 암 치료도 그리 멀어 보이지 않는다.

자율신경과 면역세포

면역세포인 백혈구는 과립구와 림프구로 나눌 수 있다. 건강을 유지하기 위해 중요한 건 과립구와 림프구의 균형이다. 진행성 암인 경우 림프구가 감소하는 경향을 띤다. 특히 말기 암 환자는 과립구가 95%이며 림프구는 급격히 감소하는 경향이 있는데, 림프구가 감소하지 않는 환자의 예후는 양호한 편이다.

모든 진통제는 프로스타글란딘이라는 아드레날린 억제 물질이다. 이 물질은 교감신경을 흥분시키고 부교감신경의 지각 능력을 잃게 하여 통증을 못 느끼게 한다. 결국 진통제나 알코올, 마취제는 교감신경을 흥분시켜 통증을 없애는 약이지만 장기간 복용하면 결국 과립구가 증가해 위염이나 염증을 유발할 수 있다.

술은 소량을 적당히 마시면 부교감신경을 자극하여 긍정적인 효과를 볼 수도 있지만, 과음하면 교감신경이 흥분해 부정적 효과가 나타난다. 이처럼 같은 물질이라도 복용하는 방법이나 양에 따라 정반대 효과가 나타날 수 있다. 한약도 마찬가지로 복용하는 사람의 체내 환경과 어떻게 조합하느냐에 따라 다른 반응이 나타날 수 있으므로 사람마다 약을 달리 써야

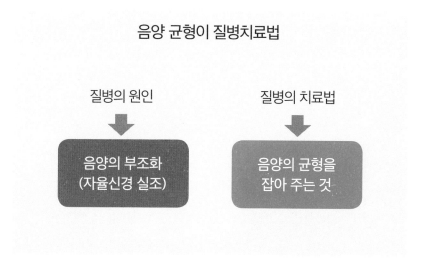

음양 균형이 질병치료법

질병의 원인	질병의 치료법
음양의 부조화 (자율신경 실조)	음양의 균형을 잡아 주는 것

한다.

날마다 섭취하는 음식도 맛에 따라 부교감신경을 자극할 수 있는데, 신맛이 대표적이다. 그래서 적당한 양의 식초는 약이 될 수 있다. 식초는 침이나 소화액을 분비하여 산화된 노폐물을 배설, 촉진한다. 나이가 들면 신 것이 좋아지는 이유는 효소를 분비하거나 배설 기능이 약해지기 때문이다. 임신부가 입덧을 하거나 신 것을 찾는 것도 배설을 촉진하라는 부교감신경을 자극하기 위한 것이다. 하지만 식초도 너무 많이 먹으면 교감신경을 흥분시켜 과립구가 갑자기 증가하게 되고, 따라서 토하거나 점막이 해를 입어 심하면 사망에 이르기도 한다.

쓴맛도 부교감신경을 자극해 노폐물을 없애기 위한 소화액이나 침 분비를 촉진한다. 굉장히 쓴맛의 익모초는 '더위지기'라 부른다. 여름철 더위에 입맛 없고 기력이 쇠할 때 즙을 내 먹는데 쓴 약초는 소화력을 높여 주기 때문이다.

어린아이는 이유 없이 싱글벙글 항상 잘 웃는다. 흉선의 발달로 림프구가 우세한 부교감신경 인간이기 때문이다.

스트레스와 질병

한국인에게만 있다는 화병! 화병도 스트레스가 원인

화병은 대한민국 사람에게만 나타나는 병으로 세계보건기구(WHO)에 보고돼 있다. 어릴 때부터 가부장적인 환경에서 자라면서 일방적으로 지시하는 것을 듣고 참는 것이 몸에 배어 있기 때문에 생긴 질환이다. 화병은

만성적인 스트레스가
당뇨병과 심장질환을 일으킨다

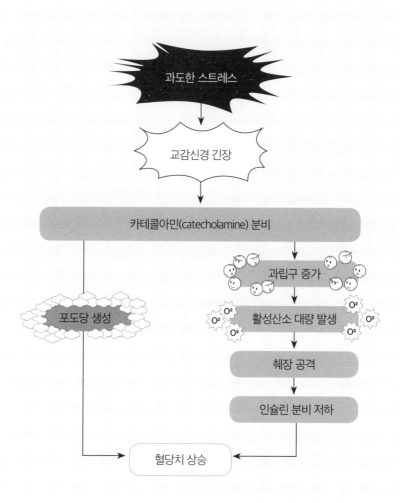

과도한 스트레스

교감신경 긴장

카테콜아민(catecholamine) 분비

과립구 증가

포도당 생성

활성산소 대량 발생

췌장 공격

인슐린 분비 저하

혈당치 상승

간단한 질환 같지만 방치하면 우울증으로 이어지기 쉽고, 심하면 암으로까지도 진행될 수 있는 심각한 질환이다. 화병의 기전을 좀 더 자세히 알아보자.

앞에서도 언급했지만 화가 날 때는 교감신경이 자극되어 흥분이 되면서 얼굴이 붉어지고 심장박동 수가 빨라진다. 심지어 뒷골이 당기고 혈압이 오른다. 그 이유는 스트레스를 받으면 교감신경이 긴장되고 아드레날린이 과잉 분비돼 혈관이 수축하기 때문이다. 반대로 기분이 좋을 때나 안정될 때는 부교감신경이 흥분되고 엔도르핀이 분비된다.

건설사를 운영하는 40대 중반의 한 남성이 있다. 이 남성의 증상은 다음과 같다. 밤이 되어도 잠이 오지 않고 불안하며 잠을 자도 꿈에 시달린다. 뒷목이 뻐근하고 눈이 항상 피곤하며 얼굴이 달아오른다. 요즘엔 양기도 떨어져 밤이 무서울 정도이며, 매사에 자신감이 없고 의욕이 없다. 지나친 업무와 스트레스, 연말 과음으로 발생한 증상인데, 한방에서는 스트레스를 화병으로 본다.

불은 위로 올라가는 성질이 있고 물은 아래로 내려가는 성질이 있다. 하지만 인체에서는 이와 반대로 불은 내려오고 물은 올라가야 정상적인 순환이 이루어지는데, 이것을 수승화강(水升火降)이라 한다. 상체는 열이 많고 하체는 차기(上熱下寒) 때문에 가정에서 쉽게 할 수 있는 반신욕을 권하고 싶다. 반신욕을 할 때는 배꼽 5cm 아래(단전)까지 40~41℃ 정도의 물에 담그고 머리엔 찬 수건을 두르는 것이 효과적이며, 시간이 된다면 등산과 같은 하체 운동을 하는 것이 좋다. 어깨 근육이나 목 근육이 경직돼 있기 때문에 마사지로 풀어 뇌의 혈액순환을 도와주는 것도 좋은 방법이다.

스트레스가 암을 키운다

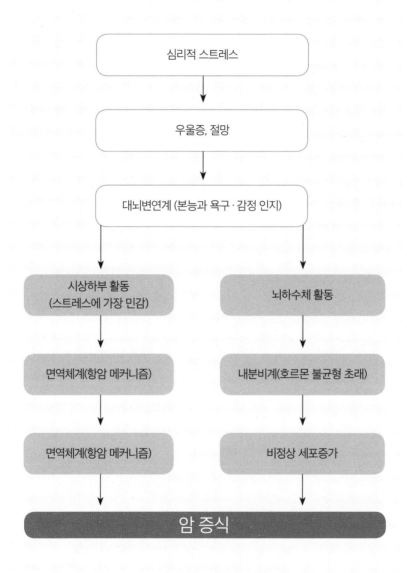

심리적 스트레스

↓

우울증, 절망

↓

대뇌변연계 (본능과 욕구·감정 인지)

시상하부 활동 (스트레스에 가장 민감)	뇌하수체 활동
↓	↓
면역체계(항암 메커니즘)	내분비계(호르몬 불균형 초래)
↓	↓
면역체계(항암 메커니즘)	비정상 세포증가

↓

암 증식

웃음 치료

요즘 건강과 질병 치료에 효소가 좋다 하여 효소에 대한 관심이 무척 높다. 우리 몸엔 각종 효소와 호르몬이 있기 때문에 효율적인 생체 반응을 할 수 있다. 하지만 아프거나 나이가 들면서 효소나 호르몬이 부족해지거나 기능을 제대로 하지 못한다. 정상적인 생체 활동이 이루어지지 않아 질병이 발생하게 된다. 그래서 각종 효소를 보충하게 되면 유익하게 작용하여 생리 작용을 정상화시키고 면역력을 향상시켜 질병을 치료할 수 있는 것이다.

그러나 아무리 좋은 효소나 약을 먹는다 하더라도 흡수가 되지 않거나 그나마 인체에서 적게 분비되는 효소가 분비를 멈춘다면 어떠한 치료도 의미가 없어진다.

우리 몸은 자율신경에 의해 조절된다. 자율신경이란 의지와 상관없이 인체 기능을 조절해주는 신경으로, 교감신경과 부교감신경으로 나누어지며, 한의학에서 말하는 음과 양의 성격과 유사하다. 교감신경과 부교감신경은 어느 한쪽으로 치우치게 되면 문제가 발생한다. 너무 항진되어도, 너무 억제되어도 건강에 이상이 발생한다. 음양이 서로 균형을 이룰 때 건강한 상태를 유지할 수 있는 것처럼 교감신경과 부교감신경이 균형을 이룰 때 건강하다.

요즘 케이블 채널을 보면 '무얼 먹고 암이 나았다', '어떻게 하니 몸이 좋아졌다' 등의 말을 많이 접하게 된다. 산에 가면 낫는다 해서 삼림욕도 해보고, 구지뽕이 특효라 하면 그걸 먹어 보기도 한다. 개똥쑥·상황버섯·차가버섯·겨우살이 등이 좋다고 하니 먹는 법을 그대로 따라해 먹어 보지만 방송과 달리 내가 해 보면 낫지 않는다. 우리는 달을 보라고 손가락을 가리키지만, 보는 사람은 달을 보지 않고 손가락만 보는 것과 같다. 말기 암 환자가 나아서 TV에 나오는 걸 보는 경우도 많은데 그들이 한 치료 방법은 모두 다르지만 하나의 공통점을 발견할 수 있다. 그것은 그들이 모두 밝고 긍정적이며 뭐라도 할 수 있는 마인드가 있었고 무엇보다도 행복하다는 것이다. 산속 생활을 따라 해 본들 그 생활이 행복하지 않고 감옥과 같거나, 아무리 좋은 효소와 명약이 구해 온들 그것을 억지로 먹는다면 몸에서 흡수가 되지 않아 아무런 의미 없는 일이 될 것이다.

배가 고플 때 음식 사진을 보게 되면 군침이 돌고, 갈증이 날 때 자두를 생각하면 침이 고인다. 반대로 아무리 맛있는 음식이 눈앞에 있어도 먹기 싫고 먹으면 곧 토할 것 같다는 생각이 들면 실제로 바로 토하게 되는 경우를 본다. 한밤중에 갈증이 나서 그렇게도 달게 마셨던 물이 아침에 일어나 보니 해골에 담긴 물이었음을 알고는 구토를 한 후 '모든 것은 마음에 달렸구나(一切唯心造)'라는 깨달음을 얻은 원효대사의 해골 물 이야기는 너무나 유명하다.

생명을 혼백, 영이라 하기도 하는데, 우리 몸은 하나의 몸과 하나의 혼으로 되어 있다. 내 몸에 다른 혼이 들어오는 현상을 다중인격장애라 하는데, 흔히 '신들렸다, 접신했다, 방언이 터졌다 혹은 미쳤다'는 현상이 나타난다. 어떤 이유 때문인지는 과학적으로 설명할 수 없지만, 이런 사람들 중 암이 사라지는 놀라운 일을 경험하는 이들도 있다. 몸이 마음을 따라가는 것이다. 암이 사라진 것처럼 암을 잊어버리고 암의 중압감에서 벗어나 행복한 생활을 해 나갈 때 비로소 암 정복의 기회를 얻을 수 있다. '암을 잊어버리고 마음을 비워라! 그러면 나을 것이다.' 말은 쉽지만 행동으로 옮기는 일은 너무나 힘들다. 그래서 암 치료가 어려운 것이다.

스트레스가 우리 몸에 어떻게 작용하는지 살펴보자. 스트레스를 받으면 교감신경이 자극되어 아드레날린이 과잉 분비돼 혈관이 수축한다. 반대로 기분이 좋을 때나 안정될 때는 부교감신경이 자극되어 엔도르핀이 분비된다. 이러한 자율신경계의 자극은 정서적인 부분, 즉 스트레스와 관련이 깊다.

스트레스가 작동하는 기전을 보다 자세히 살펴보자. 스트레스를 제일 먼저 인식하는 곳은 뇌다. 뇌는 신경전달 물질에 의해 전달된 정보에 따라 전신의 장기와 호르몬에 명령을 내리고 그에 따라 자율신경계가 반응하게 된다. 교감신경은 아드레날린 등의 스트레스 호르몬에 의해, 부교감신경은 아세틸콜린에 의해 반응하는데, 아세틸콜린은 림프구를, 아드레날린은 과립구를 증가시킨다.

스트레스를 받으면 교감신경이 흥분하고, 교감신경이 흥분되면 아드레날린이 분비되고 과립구를 증가시킨다. 과립구의 수명은 대략 이틀 정도이며, 소멸할 때 적혈구에 붙으려는 성향이 있다. 이때 활성산소를 다량 방출한다. 활성산소는 만병의 원흉으로 유전자를 변형시키거나 조직을 파괴해 암이나 염증을 유발한다. 대부분의 생활습관병이나 만성병의 원인은 70%가 활성산소 때문이라고 주장하는 학자도 있으니 스트레스가 결국 질병 원인의 70%를 차지하는 셈이다.

반대로 마음이 편안할 때는 부교감신경이 흥분된다. 부교감신경이 흥분되면 아세틸콜린이 분비되고 림프구를 증가시켜 혈관이 확장되고 혈액순환이 촉진된다. 이때 증가된 림프구는 우리 몸을 해독하거나 염증 등을 가라앉히는 T림프구, B림프구, NK세포 등이다.

한의학에서 모든 질병은 음양의 균형이 깨져서 발생한다고 말한다. 얼핏 교감신경은 몸에 좋지 않고 부교감신경은 유익할 것 같지만 그렇지 않다. 림프구와 과립구도 어느 한쪽이 좋을 것 같지만 그 비율이 한쪽으로 치우치게 되면 질병이 발생한다.

림프구의 비율로 암 환자의 상태를 추정할 수 있다. 진행성 암에서 과립구는 증가하고 반대로 림프구는 줄어드는 경향이 있기 때문이다. 결국 암 환자는 교감신경이 우세하고 부교감신경이 억제되어 있는 상태이다. 따라서 부교감신경을 자극할 수 있는 생활습관이나 음식, 행복을 찾는다면 암 치료도 그리 멀어 보이지 않는다.

요즘 항산화제, 항산화식품이란 말을 자주 듣는다. 항산화제란 산화를 억제하는 물질이란 뜻으로, 산화된 것을 환원해 주는 물질을 말한다. 활성산소란 산소가 산화된 것이며, 반대로 활성산소가 물과 산소로 다시 돌아가는 반응이 환원반응이다. 다시 말하자면 항산화제는 활성산소를 물과 산소로 되돌려 주는 물질인 것이다. 활성산소란 산소가 당과 결합하여 에너지를 생산하는 과정에서 불완전 연소되어 발생하는 물질로, 기름이 탈 때 불완전 연소되면 생기는 그을음과 같은 개념의 물질이다.

질병을 유발하고 노화를 촉진하는 활성산소를 막아 주는 것이 바로 항산화제다. 항산화 물질은 인체에서 생성되기도 하지만 색깔 있는 채소와 과일, 해산물과 곡류에 많이 들어 있다. 지나친 과로나 스트레스는 활성산소를 발생시킨다. 반대로 심호흡이나 음악 감상, 잠깐 동안의 낮잠이나 휴식은 좋은 항산화제 역할을 할 수 있다.

과학과 의학은 아무리 발달한들 세포 하나 만들 수 없다. 하지만 암에 걸린 쇠약한 사람이라도 그의 몸에서는 하루에 1조 개의 세포가 새로 만들어지고 없어진다. 어찌 보면 우리 몸이 가장 실력 있는 의사보다 더 위대한 능력자다. 의성 히포크라테스는 "인간은 태어나면서부터 몸속에 100명의 명의를 가지고 있다"라고 하여 우리 몸의 자연치유 능력을 강조한다. 우리 몸엔 이미 암세포를 제거하는 면역세포인 NK세포가 있으며, P53이라는 암 억제 유전자가 있다. 간에는 유전자 변형의 원흉이며 암세포를 만드는 활성산소를 해독하는 SOD라는 물질이 있으며, 각종 효소와 호르몬이 있어 우리 몸을 회복시키고 있다.

이러한 자연치유 능력을 다른 말로 면역력이라 한다. 결국 우리 몸은 면역력이 떨어질 때 질병이 발생한다는 것이니 질병 치료의 핵심은 면역력이다. 그렇다면 약해진 면역력을 어떻게 높일 수 있을까? 그 해법을 찾는다면 암을 비롯한 각종 질병을 치료할 수 있을 것이다.

우리는 실험을 통해 웃고 나면 NK세포가 증가한다는 사실을 알고 있다. 웃는다는 것은 무엇인가? 즐거울 때 웃는 것이니 면역력을 올리는 가장 중요한 핵심은 스트레스를 받지 않고 웃으며 행복하게 사는 것이다. 결국 면역력은 행복인 셈이다. 하지만 암 치료를 하고 있는 현실은 어떤가? 한 환자의 말처럼 항암 치료를 하러 가는 것은 마치 도살장에 끌려가는 느낌이라는 불행한 현실이다. 면역력을 올리는 것이 암 치료의 핵심인데 항암 치료를 받고 나면 면역세포인 백혈구는 어떠한가? 항암 치료 한 번에 백혈구 수는 거의 절반까지 떨어진다. 전이 암, 재발 암에서 항암 치료는 완치가 아닌 생명 연장의 치료법이다. 생명 연장을 하기 위해 항암을 하는데, 왜 생명 연장을 하는가? 조금 더 행복한 삶을 살기 위해 항암을 하는데 이미 주어진 시간도 행복하지 못하게 하는 치료가 진정한 치료이며, 진정한 행복인가는 다시 한 번 생각해 볼 문제다.

웰 다잉은 아름다운 죽음을 맞이하자는 것이다. 우리는 그저 건강하게 오래 사는 것을 가장 큰 소망이며 행복으로 알고 있다. 그러나 얼마나 오래 사느냐보다 얼마나 행복하게 사느냐, 얼마나 의미 있게 사느냐가 중요한 것이다. 지금 죽는다 하더라도 후회하지 않는 그런 삶을 가꾸자는 것이 웰 다잉 운동이다.

지금 이 시간이 행복하다면 당신의 면역력은 회복될 것이다. 행복한 것이 하루가 되고, 일주일이 되고, 한 달, 두 달이 되어간다면 면역력은 계속 유지될 것이고, 암이 잠을 자게 되는 동면 상태, 휴면 상태가 된다. 지금 당신이 행복하다면 암 치료의 길은 가까워질 것이다.

앞에서 말했듯이 우리 몸은 하루에 1조 개의 세포가 새로 생겨난다. 우리 몸은 60조~100조 개의 세포로 이루어져 있다. 이들 세포는 끊임없이 활동하며 새로 생겨나기도 하고 파괴되기도 한다. 세포의 수명은 15~120일이다. 다시 말하면 120일에 한 번씩 우리 몸이 완전히 새로운 몸으로 바뀌는 셈이니 산술적으로 하루에 적어도 1조 단위의 세포가 새로 생기며 사멸한다.

이러한 세포를 자세히 관찰해 보면 인간처럼 성질을 가지고 있으며 뇌를 가지고 생각하는 것처럼 보인다. 화를 잘 내거나 짜증을 내는 사람이라면 세포도 그 성질을 따라 신경질적인 세포가 된다. 문제는 세포가 싫어하는 것을 내가 좋아하는 것이다. 그러면 세포는 스트레스가 쌓이고 유전자 변형을 일으켜 결국 암과 같은 병으로 이어진다. 그러므로 세포를 잘 알아야 병으로부터 자유로워지고 건강한 생활을 할 수 있다. 즉 세포가 좋아하는 환경을 만들어 줘야 한다.

스트레스는 우리 몸에 부정적인 메시지를 전달하고 좋지 않은 파동을 전한다. 부정적 파동이 반복되면 암을 비롯한 많은 질병을 유발한다. 반대로 긍정적 파동은 치료하기 힘든 암이라 해도 치유를 가능하게 만든다.

세포의 유전자변형

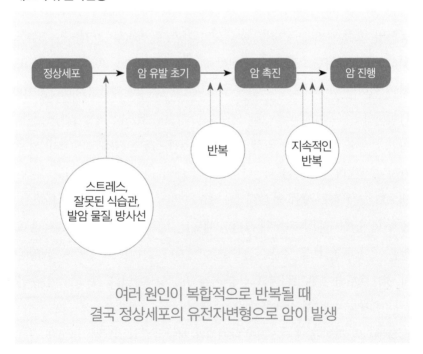

여러 원인이 복합적으로 반복될 때
결국 정상세포의 유전자변형으로 암이 발생

좋은 음악엔 식물도 반응한다

독일이나 미국 등의 의료 선진국에서는 이미 암 치료에 수술, 방사선, 항암 요법과 같은 전통적인 치료 방법 외에도 미술, 명상, 음악 등을 이용해 심리 치료를 병행하여 치료 효과를 높이고 환자의 삶의 질을 높이고 있다. 특히 음악은 늘 우리 삶과 함께해 왔으니 음악은 인류 문명의 발생 시기와 일치한다. 고대 그리스 철학자들은 음악이 육체와 영혼을 치료할 수 있다고 믿었으며, 아메리카 대륙의 원주민들은 치료 의식에 노래를 포함했을 정도로 음악은 수천 년 전부터 치료에 사용돼 왔다.

딸기나 토마토 농사에 클래식 음악을 들려 주었더니 수확량이 30%가량 늘었다는 뉴스나 시끄러운 공사 소음 때문에 양계장의 닭이 알을 낳지 않았다는 민원을 들은 적이 있다. 인간처럼 생각하지 않는 식물이나 동물도 좋은 소리와 나쁜 소리를 구분하여 반응한다는 사실은 음악이 치료에 도움이 된다는 방증이다.

여러 논문을 종합해 보면, 좋은 음악을 들려 주면 통증·메스꺼움·피로 등의 증상이 줄어든다. 호흡·심박 수·혈압이 안정되며, 스트레스 호르몬인 코르티솔이 감소한다. 면역력을 높이는 면역글로불린과 암세포를 파괴하는 면역세포(NK세포)가 증가한다.

일정한 음악을 감상하는 데 그치지 말고 병을 치료하기 위해 악기 연주, 노래, 합창, 춤, 무용, 감상, 단체 활동, 웃음, 공감, 명상, 이완 등의 활동에 적극적인 동참이 필요하다. 특히 음악 치료에서 가장 중요한 것은 본인의 취향이며, 현재 상태에 어울리지 않는 음악은 오히려 소음 공해이자 스트레스일 뿐이다.

음악을 선택하는 좋은 방법은 무조건 흥겨운 노래를 듣는 것보다는 슬픈 음악을 듣는 것이다. 슬픈 곡조의 분위기에 더 동화되고 더 쉽게 자극을 받기 때문이다. 처음에는 본인의 기분과 일치되는 차분하고 슬픈 분위기의 음악으로 시작해 점차 밝고 명랑한 분위기의 음악을 접하는 것이 중요하다. 현재 음악 치료를 받고 있다면 치료를 이끌어가는 리더 및 다른 환우들과 공감하고 마음을 소통하는 태도도 매우 중요하다.

명상을 통한 정신적 힐링과 면역

명상하는 방법은 매우 다양하고 복잡하지만 중요한 것은 명상을 통해 어지러운 마음이 평온한 마음으로 돌아갈 수 있다는 것이다. 잠시 모든 생각을 멈추고 아무것도 생각하지도, 듣지도, 보지도 말고 그냥 잠잠히 있는 시간을 가져 보라. 그게 말처럼 쉽지는 않지만, 명상의 고수가 되라는 것이 아니라 그저 잠시 쉼을 가져 보라는 것이다. 쉼이 명상이고 비움이 명상이다. 그것이 중요한 것이다.

캐나다 캘거리대학교 암센터의 린다 칼슨 교수의 연구에 따르면, 암 환자에게 치료를 하면서 명상을 실시한 결과 8주 후 환자들은 숙면을 취하고 스트레스도 훨씬 덜했으며 삶이 이전보다 풍요롭다고 느끼게 되었다. 또한 명상이 면역체계에 도움을 주어 NK세포나 백혈구가 정상 수치를 되찾았고 그에 따라 암 투병이 훨씬 유리해졌다.

명상법이 한 가지만 있는 것은 아니다. 요가나 기공, 태극권, 택견, 검도 등에서 하는 각종 수련법에서 공통적으로 찾을 수 있는 것은 집중이다.

티베트의 승려처럼 완벽하게 명상을 해야 할 필요는 없다. 건강을 위해 가장 중요한 것은 매일 진지하고 너그럽고 편안한 마음으로 자기 내면에 있는 가장 아름답고 좋은 부분과 교감하는 것이다.

눈을 감고 안정을 취할 때는 뇌에서 알파파가 나오고, 반대로 시각에 자극을 주거나 스트레스를 받을 때는 베타파가 나온다. 잠들기 전 또는 조용히 자신을 바라볼 수 있는 상태, 감정이 일어나지 않는 평온한 상태가 명상 상태이다. 이러한 상태가 되면 우리 뇌는 안정되고 알파파가 나온다. 뇌파가 안정되면 호르몬 활동도 안정되고 몸을 건강하게 하는 호르몬이 분출된다. 그러므로 명상을 하면 감정적인 문제나 호르몬 불균형으로 오는 건강 문제에 큰 도움을 받을 수 있고, 면역력 증대에도 도움이 된다.

명상법은 다양하여 눈을 감고도 할 수 있고 뜨고도 할 수 있지만, 적당한 호흡법과 함께하는 것이 제일 효과적이다.

충분한 수면뿐 아니라 단전호흡이나 명상을 통해서도 자율신경계를 조절

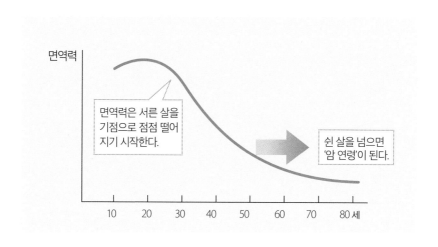

할 수 있다. 흥분하거나 스트레스를 받으면 교감신경이 흥분되고 기분이 좋거나 안정되면 부교감신경이 흥분되는 것처럼 우리 몸의 자율신경을 우리 의지대로 충분히 컨트롤할 수 있다. 그런 의미에서 호흡은 의식과 건강을 이어 주는 연결고리 역할을 해낼 수 있다. 호흡을 관장하는 부위는 뇌의 저부에 위치하며, 이 부위는 인간의 감정을 조절하는 부분과 면역을 관장하는 부위와 일치한다. 호흡법을 통해 충분히 감정을 조절할 수 있는 것이다.

이러한 사실은 자율신경계의 부조화로 면역력이 약화되어 발생한 암이나 각종 난치성 질환 치료에 충분한 가능성을 제시한다. 이러한 제어체계로 호흡법과 명상법 그리고 기공 수련이 충분한 대안이 될 수 있다.

명상은 마음의 운동이라고 할 수 있다. 유산소 운동이나 근력 운동을 꾸준히 하면 몸의 운동 능력이 배가 되는 것처럼 명상도 처음에는 어렵고 낯설지만 꾸준히 하다 보면 주의력과 집중력이 커진다. 염주를 돌리거나 목탁을 두드리는 것, 반복적인 단어나 주문을 외는 것, 성서나 불경을 옮겨 쓰는 필사 등으로 단순한 행동을 무심하게 반복하는 것도 좋은 명상 방법이다. 숨을 들이마시면서 '나는' 하고, 내쉬면서 '행복하다' 또는 '편안하다'라고 해 보는 것도 좋다.

걷는 것도 아주 좋은 명상이다. 같은 리듬으로 무심하게 꾸준히 걷다 보면 어느새 생각이 정리되고 마음이 안정된다. 30분에서 한 시간 정도 걷다 보면 마음의 에너지가 충전된다. 스트레스가 폭발할 것 같으면 다소 빠르게, 삶이 무기력할 때는 시장을, 조용히 쉼을 얻고 싶다면 공원이나 산책로를 걸어 보라. 시간이 없으면 퇴근길에 한 정거장 먼저 내려 집까지 걸어오는 것도 방법이다. 처음엔 그냥 걷기로 시작하면 되지만, 나중에는

쉽게 해 볼 수 있는 **호흡명상법**

먼저 편안한 자세로 앉는다.

척추는 똑바로 세우고 양손은 자연스럽게 고정하고 눈을 감고 호흡에 집중하는 것이 원칙이지만, 가부좌를 틀든 의자에 앉든 큰대자로 바닥에 눕든 편한 자세를 선택한다. 눈은 감아도 되고 떠도 된다. 눈을 감으면 좀 더 몸에 집중할 수 있다. 장소를 특정해 놓고 꼭 어디서 해야 하는 것이 아니라 언제 어디서든 할 수 있는 것이다.

온몸에 힘을 뺀다.

마음을 비우고 숨을 천천히 쉬며 집중한다.

처음엔 마음을 비우는 것이 어려울 수 있지만, 눈을 감고 마음으로 자신의 코끝을 생각하면서 코끝으로 숨이 들어가고 나간다고 느껴 본다. 혹은 코끝에 부드러운 깃털이 붙어 있다고 생각하고 그 깃털이 움직이지 않게 하면서 숨을 아랫배까지 들이쉬는데 최대한 천천히 호흡한다. 여덟을 셌다가 다시 하나로 되돌아온다. 명상을 오래하면 점차 숨과 호흡이 부드러워지고 깊어지며 호흡하는 횟수가 줄어든다.

처음엔 5분 정도 해 보고 점차 시간을 늘려 간다.

처음엔 1분에 10회 호흡도 힘들지만 습관이 되면 6회 이하까지도 가능해진다.

걸으면서 발바닥과 다리에 전해지는 몸의 움직임을 느껴 보는 것도 좋다. 중요한 것은 머릿속에 엉켜 있는 번잡한 생각을 잠시 내려놓는 것이다. 머릿속을 어지럽히던 생각이 멈추면 몸과 마음이 편안해질 것이다.

스트레스 극복법

운동

스트레스 해소법에 흔히 제기되는 것은 운동 요법이다. 운동은 동적인 운동과 정적인 운동으로 나눌 수 있는데, 동적인 운동은 보통 우리가 생각하는 각종 스포츠를 떠올리면 된다. 취미나 체질에 맞게 종목을 선택하면 된다. 사람들과 소통하는 것을 좋아한다면 축구, 농구, 탁구, 테니스 등을 택하면 되고, 혼자서 극복하고 이겨 내는 것을 좋아한다면 수영, 등산, 자전거 등을 택하면 된다.

정적인 운동은 근육의 수축과 이완을 통한 육체적 운동이 아니라, 내면의 마음 운동이라고 할 수 있다. 이는 받아들이기도 힘들고 실천 또한 어렵지만 현대인에게는 꼭 필요한 운동이다. 그 가운데 특히 제일 먼저 추천하고 싶은 것은 명상이다. 빠르게 쳇바퀴 돌듯 하는 일상에서 자신만의 틈을 만들어 마음의 고요함을 가져 보는 것으로 수면이 주는 휴식보다 더 깊은 휴식을 취할 수 있다.

이외에도 요가, 단전호흡, 독서, 영화감상 등이 있다. 자신만의 시간을 가짐으로써 일상의 번뇌를 잠시나마 내려놓고 마음의 여유를 찾다 보면 그동안 놓치고 살았던 것이 무엇인지 알게 되고, 그 속에서 행복을 얻고 또한 삶에 대한 해답도 찾을 수 있게 될 것이다.

취미

남자나 여자나 생활인으로 살다 보면 밀린 업무, 가족을 챙겨야 하는 책임감 등으로 자기 자신을 잊어버릴 때가 많다. 누구나 어린 시절 혹은 학창 시절에 온갖 열정과 시간을 들여 몰두하던 취미가 하나쯤은 있을 것이다. 삶의 고충 속에서 그것을 내려놓거나 잠시 잊고 살지 않았나 생각해 본다. 다시 옛 취미를 찾거나 새로운 취미 활동을 함으로써 만족감과 성취감을 얻는 것 또한 스트레스 해소에 큰 도움이 된다.

핑계를 대며 미루지 말고 도전하는 것이 관건이다. 사진 찍는 것이 취미라면 일단 장롱 속 깊이 팽개쳐 두었던 사진기를 들고 야외로 나가 평소라면 그냥 지나쳤을 것들을 찍어 보라. 의외로 아름다운 풍경이 많을 것이다. 그것을 담았다는 만족감에 또 더 많은 걸 찾게 되면서 억눌려 있던 열정이 되살아남을 느끼게 될 것이다.

웃음 치료

앞에 소개한 명상이나 운동, 취미 생활이 자기 스스로 능동적으로 할 수 있는 것이라면, 웃음 치료는 피동적으로 힐링을 할 수 있는 좋은 방법이다. 특히 무엇을 하든 피곤해 하고 거부감이 느껴지는 사람에게 추천한다. 요즘 TV를 보면 다양한 시청자의 취향에 맞춰 여러 가지 형태의 오락 프로그램이 많이 나오고 있는데, 그럼에도 몇십 년 동안 자리를 지키고 있는 프로그램 중 하나가 개그 프로다. 시청자들은 개그 프로그램을 보며 그들의 우스꽝스러운 행동이나 풍자를 담은 재치 있는 말 등에 배를 끌어안고 웃는다. 많이들 알고 있다시피 웃으면 몸에서 엔도르핀이 분비되는데, 이는 즐거움을 관장하는 호르몬으로 많이 분비되면 면역력도 높아진다.

이를 이용한 치료 방법도 있는데, 그것은 웃음 치료다. 웃음 치료를 할 때는 치료사가 중요한 역할을 한다. 유머러스한 강의를 통해 웃음을 전달함과 동시에 단순한 웃음으로 그치는 것이 아니라 그 속에서 고뇌의 해답을 찾게 도와준다.

NK(자연살상)세포 활성도

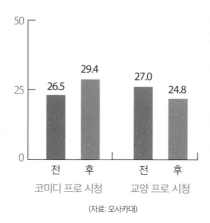

코미디 프로 시청   교양 프로 시청

(자료: 오사카대)

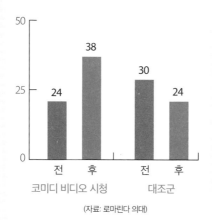

코미디 비디오 시청   대조군

(자료: 로마린다 의대)

두 번째 물 해독

좋은 물: 장수마을의 장수 비밀은 물에 있다!

마을 전체의 인구 대비 100세 이상 인구의 비율이 높은 마을을 '블루 존'이라고 한다. 블루 존으로 선정된 장수마을에는 몇 가지 공통점이 있는데, 좋은 물과 발효식품도 그중 하나다. 독일의 노르데나우, 에콰도르의 빌카밤바, 파키스탄의 훈자 등이 좋은 물이 있는 대표적인 장수마을이다. 독일 중부의 토메스 동굴에서 발견된 노르데나우의 샘물은 세계적으로 유명한데, 한 네덜란드인이 이곳의 샘물에서 강력한 에너지가 나오는 것을 발견한 후 환자들이 마시게 되었다. 많은 실험 결과, 이 물 속엔 수소 성분이 다량 함유되었다는 것이 밝혀졌다. 수소수는 활성산소를 제거하는 강력한 항산화 작용을 한다. 현재 독일에서는 이 물을 의료용 광천수로 분류하고 있다.

에콰도르의 깊숙한 고원지대, 로하에 위치한 빌카밤바라는 장수마을에서는 나이 80세가 어린아이 취급을 받는다. 이유를 알기 위해 많은 연구가 진행되었는데, 해발 2000m 산에서 내려오는 '만당고 계곡'의 물이 장수의 비결로 밝혀졌다. 이 계곡의 물엔 칼슘과 마그네슘을 비롯하여 철분, 구리, 불소 등 몸에 좋은 성분이 22종류가 넘게 다량 함유되어 있었다.

세계 3대 장수 지역인 훈자는 히말라야의 깊은 산속에 있다. 이곳에선 믿기 어렵겠지만 90세 넘은 노인도 밭에 나와 일을 하고, 80~90대에 아기를 낳는 사람도 다수 있다. 그 이유가 궁금하여 그들이 매일 먹는 계곡의 물을 직접 살펴보았다. 의외로 탁한 색의 물이었는데 오염된 것이 아니라 각종 미네랄 및 영양분이 풍부하기 때문에 뿌옇게 보이는 것이었다.

세계 장수마을의 물이 가진 공통점은 이렇듯 칼슘과 마그네슘을 포함한 각종 미네랄을 함유하고 있다는 것이다. 70% 이상이 물로 되어 있는 우리 몸엔 물이 꼭 필요하다. 장수하는 특별한 물이 아니더라도 평소에 마시는 물이 얼마나 중요한지 생각하며 마신다면 100세까지도 건강하게 살 수 있다!

물의 종류

살면서 우리 몸이 가장 많이 접하는 것은 무엇일까? 첫째는 공기, 둘째는 물, 셋째는 쌀이다. 공기와 산소는 우리가 사는 공간에서 따로 보관을 하거나 공급을 받을 수 없는, 우리 모두가 공유한 공공재다. 아무리 돈이 많은 재산가라 할지라도 자신만 따로 좋은 공기를 소유할 수는 없다.

요즘 환경에 대한 관심이 높아지고 있고, 특히 지구온난화와 탄소 문제는 국제사회의 큰 이슈가 되고 있다. 우리가 가장 많이 접하면서도 주변에 가장 흔한 것이 공기와 물 그리고 쌀이기 때문에 그것을 간과하고 그 고마움을 느끼지 못한다. 얼마 전 일어난 일본 후쿠시마 대지진으로 인한 원자력발전소의 폭발은 그동안 인식하지 못했던 부분을 일깨워 준 사건이었다.

원자력발전소 폭발로 인한 방사선 유출은 공기와 물 그리고 바다까지 오염시켰고, 그로 인해 원전 반경 30km 이내의 땅에서는 아무도 살 수 없게 되었다. 단순히 공기와 물이 오염된 것이지만 그것이 우리 인체에는 가장 중요한 요소이기 때문에 방사선에 오염된 공기와 물에 단 하루만 노출되어도 암이나 각종 질환에 걸리게 된다.

그렇다면 이렇게 인체에 중요한 역할을 하는 공기와 물 그리고 쌀은 어떻게 섭취하는 것이 올바른 방법일까? 공기는 가게에 가서 살 수 있는 것이 아니고, 오염의 정도도 처한 환경에 따라 다르기 때문에 별다른 대처 방법이 없다. 그저 더 이상 오염시키지 않고 깨끗이 보존하는 길이 가장 현명한 방법이다. 우리가 할 수 있는 가장 효과적인 방법은 등산을 하거나 숲 속에 들어가 삼림욕을 하는 것이다. 자세한 것은 편백나무와 삼림욕 부분을 참고하기 바란다.

물은 사람은 물론 동식물에 이르기까지 없어서는 안 될, 생명을 유지하는 데 꼭 필요하고 중요한 '생명 그 자체'다. 우리 몸을 구성하는 세포의 약 80%가 물로 이루어져 있다. 우리가 매일 섭취하는 물은 약 2ℓ이다. 우리 몸에서 물이 20%가량 빠져나가면 사망에 이르며, 5%만 부족해도 각종 질병이 발생한다. 물만 잘 마셔도 각종 질병을 예방하고 치료할 수 있다. 우리 몸에 물과 필수 영양분이 부족할 경우 면역성 약화로 암과 같은 각종 질병에 걸리고 인플루엔자 감염률이 높다는 것이 학계의 중론이다.

좋은 물의 중요성은 아무리 강조해도 지나치지 않다. WHO에 따르면 질병의 80% 이상이 물과 관련이 있다. 그렇기 때문에 건강과 직결되는 좋은 물, 유익한 물을 어떻게 섭취해야 하는지가 우리 생활의 큰 관심사가 될 수밖에 없다.

물은 여러 가지 기능을 한다. 우선 갈증을 해소해 주고 몸에 필요한 모든 성분을 실어 나르며 노폐물과 독소를 제거하고 땀을 통해 체온을 조절한다. 현대과학에서는 물이란 물은 전부 H_2O로 보지만, 한의학에서는 같은 물로 보지 않는다. 허준의 《동의보감》 〈논수품論水品〉에서는 물의 종류와 용도를 33종으로 나누어 물을 구하는 방법과 효능을 설명했다. 몇 가지 물의 종류를 소개하면 다음과 같다.

그렇다면 어떤 물을 어떤 방법으로 마시면 좋을까? 사람마다 차이가 있다. 속이 뜨거운 사람은 일반적으로 오염되지 않은 차가운 생수가 좋으며, 속이 냉한 체질은 날씨가 아무리 덥더라도 따뜻한 물이나 숭늉이 좋다.

《동의보감》〈논수품論水品〉에 나오는 물의 종류

춘우수(春雨水) : 정월의 빗물이며 약을 달이거나 술을 빚을 때 쓴다.

정화수(井華水) : 새벽에 제일 먼저 긷는 우물물을 말하며, 약을 달이고 개고 마시는 데 쓴다. 불로장생약을 달일 때도 사용한다.

국화수(菊花水) : 국화로 뒤덮인 물이나 수원지의 물을 말하며, 풍을 제거하고 오래 마시면 수명이 길어지고 늙지 않는다고 한다.

추로수(秋露水) : 가을 이슬을 말하는데, 해가 뜨기 전에 받아서 사용한다. 몸이 가볍고 살결이 고와지며 갈증을 없애 준다.

동상(冬霜) : 겨울에 내리는 서리로, 음주 후의 열이나 얼굴의 붉은 기운 등을 다스린다.

옥정수(玉井水) : 산골짜기 옥이 있는 곳에서 나오는 물을 말하며, 몸을 윤택하게 하고 모발이 검어진다.

벽해수(碧海水) : 바닷물을 말한다. 큰바다 가운데 맛이 짜고 색이 푸른 것을 쓴다. 끓여서 목욕하면 피부병을 낫게 하고 한 홉을 마시면 체하여 헛배부른 것을 토하게 한다.

순류수(順流水) : 조용히 흐르는 물로, 성질이 순하고 아래쪽으로 조용히 흐르므로 방광병과 허리와 무릎 병을 치료하는 데 사용한다.

급류수(急流水) : 물결이 급하게 뛰놀며 흐르는 물을 말한다. 성질이 급하게 밑으로 내려가므로 변비를 없애 준다.

지장수(地漿水) : 황토를 파서 구덩이를 만들고 물을 부어 저은 다음 한동안 지난 뒤 위쪽에 뜨는 맑은 물. 각종 중독 증상에 쓰면 답답함을 풀어 주고 여러 가지 독을 없애 준다.

온천(溫泉) : 지하에서 나오는 따뜻한 물로, 각종 중풍·경련·피부병 등을 치료한다. 끓는 유황물은 각종 종기와 피부병, 풍증, 냉증을 다스린다.

열탕(熱湯) : 끓인 물을 말하며, 복부팽만증이나 경맥이 막혀 경련이 나는 곳에 사용하면 좋다.

물과 당뇨병

당뇨병의 주요 증상은 다음(多飲), 다식(多食), 다뇨(多尿)다. 만약 끊임없이 목이 마르다면 당뇨병을 생각해 봐야 한다. 특히 소변 색깔이 옅은 노란색이나 맑은 색을 띠는데도 탈수 증상을 느낀다면 더욱 그렇다. 만약 소변이 거의 투명한 색이면 수분을 과다 섭취한 경우이며, 색이 짙을수록 물을 더 마셔야 한다는 뜻이다.

당뇨병은 탈수 가능성을 높인다. 혈당이 높을 경우 신장이 더 많은 소변을 만들어 내 과다한 포도당을 줄이려 하기 때문이다. 또한 소변을 자주 보면 더 갈증을 느낄 가능성이 많아지고 이는 악순환을 부른다. 당뇨병은 혈당검사로 여부를 알 수 있다.

여름철이 되면 당뇨병 환자가 가장 걱정하는 것이 바로 탈수현상이다. 땀이 많거나 무더위를 잘 타는 환자일수록 철저한 대비가 필요하다. 땀을 통해 수분이 과도하게 빠져나가면 혈당량이 높아져 쇼크를 일으킬 수도 있기 때문이다. 구토, 설사, 복통 등이 동반되어 탈수로 인하여 혼수상태에 빠질 수도 있다. 사망률이 높으므로 병원에 입원 치료해야 하며, 수분 및 전해질 공급과 인슐린 투여를 해야 한다.

더운 날씨에 단 음료를 많이 마시면 혈당이 높아지면서 소변 배출이 많아져서 탈수와 급격한 혈당 상승을 부를 수 있다. 또한 음료에는 당분이 많아서 혈당 조절에 나쁜 영향을 미칠 수 있다. 특히 스포츠 음료는 체내 흡수 속도가 빨라서 다른 음료에 비해 갈증을 신속하게 없애 준다는 장점이 있지만, 열량이 높아서 혈당 조절을 제대로 할 수 없게 만든다. 무설탕 무가당을 내세운 음료 중에도 설탕이나 포도당 대신 과당이나 올리고당이 들어 있는 경우가 있는데, 이때도 체내 혈당이 올라가기 때문에 당뇨병 환자는 생수를 마시는 것이 좋다. 아니면 냉녹차나 오이냉국 등이 좋은데, 혈당에 큰 영향을 주지 않으면서 갈증을 해소할 수 있다.

물과 인류

지구상의 물은 97.5%가 바다이고 만년설이 1.5%다. 인간이 사용할 수 있는 물의 양은 1%밖에 되지 않지만 물 사용량은 줄어들지 않고 있다. 환경부에 따르면 우리나라의 1인당 하루 물 사용량은 280ℓ로 독일, 호주보다 훨씬 더 많은 물을 쓴다. 이미 우리나라는 1993년 국제인구행동단체(PAI)가 정한 '물 부족 국가'다. 2012년 OECD가 발간한 〈2050 환경 전망〉 보고서에는 우리나라를 OECD 국가 중에서 가장 물이 부족한 나라로 평가했다. 사용 가능한 수자원 중에서 실제 사용하는 비율이 40%가 넘어 물 스트레스가 매우 높다는 것이다. 2025년에는 '물 기근 국가'로 접어들 것으로 예측된다.

유네스코가 발표한 자료에 따르면, 현재 아프리카 주민 5억 명이 물 부족에 시달리고 있고, 더러운 물로 인한 설사로 매일 약 5000명의 어린이가 숨지고 있다. 세계 인구는 매년 8000만 명씩 증가하고 있고 깨끗한 물에 대한 수요도 640억 m²씩 늘어나고 있다. OECD가 발표한 자료에 따르면, 2030년이면 전 세계적으로 심각한 물 부족에 시달리는 인구가 세계 인구의 절반에 가까운 39억 명에 달할 것으로 예상된다. 특히 중국과 서남아시아의 피해가 가장 클 것으로 보인다.

물은 우리 몸의 70%를 차지한다. 물이 1% 부족하면 목이 마르고, 3%가 부족하면 혈액의 흐름이 둔화되며, 15%가 부족해지면 신부전으로 사망할 수도 있다. 물을 잘 섭취하는 것도 건강 유지에 매우 중요하다. 물은 우리 몸에서 섭취한 영양소를 분해하고 이동시키는 것은 물론이고, 체내에 쌓인 불필요한 노폐물과 독소를 배출시키는 역할을 한다. 체내 수분이 부족해서 빠져나가야 할 독소가 몸속에 쌓여 있다면 노화 속도도 빨라진다.

목이 마르고 갈증을 느끼면 우리는 몸에 물이 부족하다고 판단하지만, 물 부족 상태가 오래 지속되면 배고픔으로 느껴지기도 한다. 이유 없이 배가 자주 고프거나 소변 양이 줄거나 갈증이 자주 느껴진다면 수분 부족을 의심해 봐야 한다. 물이 부족한 상태가 오래 지속되면 만성 탈수증이 초래되고, 이는 만성 피로나 두통, 비만 등으로 이어질 수 있다. 최근 이뇨 작용을 촉진하는 커피와 녹차 복용량이 폭발적으로 늘어나면서 더욱 관심을 기울일 필요가 있다.

보통 물은 하루에 1.5~2ℓ 정도 마시라고 추천하는데, 이는 개인의 체질이나 식습관, 활동량, 계절, 환경에 따라 달라져야 한다. 유아 시기에는 체내 수분량이 90%에 달한다. 나이가 들면서 차츰 줄어들어서 노인이 되면 체내 수분 보유량이 50% 정도에 그치는데, 나이가 들수록 조금씩이지만 물을 자주 섭취해 주어야 한다. 체내 수분이 부족해지면 변비가 발생할 수도 있다. 특히 아침 공복에 물 한 잔을 마시면 장 운동을 촉진해서 변비 해소에 도움이 된다.

최근 대기오염에 대한 관심이 최고조로 높아지고 있다. 체내에 쌓인 미세먼지를 배출하기 위해서도 수분 섭취를 충분히 해야 한다. 물을 충분히 마시면 체내 대사가 원활해져서 세포에 영양을 공급하는 것은 물론이고 몸속의 노폐물 배출도 활발해진다.

물을 마실 때는 지나치게 뜨겁거나 찬 물을 마시기보다는 체온과 비슷한 온도의 물이 좋다. 몸이 차고 혈액순환이 잘 되지 않는 사람은 물을 과도하게 마실 경우 오히려 몸이 더 차가워지고 부종이 생길 수 있으므로 주의해야 한다.

수분 부족과 스트레스

중요한 발표를 앞두고 있거나 긴장할 일이 있을 때 입이 바짝바짝 마르는 경험은 누구나 한 번쯤 해봤을 것이다. 왜 이런 현상이 일어나는 것일까? 우리 뇌는 항상 신체 내부의 갑작스러운 변화로부터 스스로를 안전하게 보호하기 위해 뇌 속 모세혈관에 천연 장벽인 뇌혈관장벽(BBB)을 구축하고 있다. 몸, 특히 뇌에 필요한 화학적 요소가 부족해지면 우리 몸은 뇌를 가장 우선시하여 특정 조직을 분해하여 보충한다.

뇌의 복잡한 기능을 효율적으로 수행하기 위해 가장 중요한 물질은 물과 산소다. 뇌에는 뇌척수액이라는 액체가 있는데 85%가 물이다. 이 액체는 척수를 따라 허리까지 내려간다. 뇌는 수분 부족에 극도로 민감하여 85%의 수분 중 단 1%만 손실되어도 제 기능을 하지 못한다. 그래서 몸의 다른 조직의 물을 뇌신경계에 가장 먼저 공급한다.

스트레스를 받거나 긴장하면, 인체는 물 공급 중요 순위에 따라 다른 어떤 장기보다 뇌를 우선한다. 히스타민은 뇌의 감각계를 조절하여 수분을 적절히 섭취하고 배급하기 때문에 인체 에너지 소비의 강력한 조절 물질이다. 뇌가 보다 많은 수분이나 순환을 필요로 할 경우 히스타민은 바로 활동에 들어가 위산을 생산하고 흉통을 야기할 수도 있다.

뇌에 필요한 에너지는 오직 포도당으로만 충당되는데, 스트레스를 받는 사람들이 초콜릿 같은 단 음식을 찾는 이유도 바로 이 때문이다. 다른 모든 세포는 인슐린에 의해 세포 문을 열고 세포벽을 통과해 양분을 운반하지만 뇌는 인슐린에 의존하지 않고 물에 의해 스스로 당을 운반해온다. 하지만 물이 부족해지면 뇌에 더 많은 포도당을 공급하기 위해 당 수치를 높이게 되는데, 결국 당뇨병은 뇌의 수분 결핍으로 인한 최종 결과물인 것이다.

물 대신 커피나 탄산음료는 오히려 갈증을 더욱 유발한다. 물론 그러한 음료 속에 물이 포함돼 있는 것은 사실이지만, 대부분 산성화시키는 물질이나 카페인이 함께 들어 있다. 이 물질들을 해독하기 위해 더 많은 물이 필요하게 되고, 세포나 다른 장기의 물을 빼앗아오게 되어 결국 갈증현상이 더욱 심화되고 만다.

뇌의 다른 부위도 열에 민감하지만 효소계는 온도 기복에 더욱 민감하다. 몸에 수분이 부족한 상태에서 스트레스로 열이 오르면 뇌는 신체의 다른 조직을 희생하여 스스로 물을 확보하여 뇌혈관계에 보다 많은 혈액을 흐르게 한다.

몸이 탈수돼 수분 보유량을 늘려야 할 경우 단순히 물만 보충해서는 안 된다. 세포 외부의 수분 함량을 확장시켜야 하는데 그때 염분이 있어야만 가능하다.

수분 부족과 호르몬

몸속 세포의 의사소통을 관장하는 다섯 개의 주요 화학 물질이 있는데, 다음과 같다.

- **세로토닌계** : 세로토닌을 사용하는 화학전달 물질
- **히스타민계** : 히스타민을 사용하는 화학전달 물질
- **아드레날린계** : 아드레날린과 노르아드레날린, 도파민 등의 화학전달 물질
- **콜린계** : 아세틸콜린을 사용하는 화학전달 물질
- **아편계** : 엔도르핀과 엔케팔린을 사용하는 화학전달 물질, 체내의 통증 감소에 관여함

다른 신경전달 물질은 신경종말에서 분비돼 사용되지만, 인공조미료 성분인 아스파르트산과 글루탐산염은 뇌세포에 직접 작용한다. 인공조미료를 섭취하는 사람들은 가짜 공복감을 느끼게 돼 섭취 후 90분에 이르기까지 평소보다 많이 먹게 되고 그 결과 비만이 되기 쉽다.

수분 조절 시스템, 뇌의 레닌-앤지오텐신(RA)

갈증이 감지되면 신장에서 레닌–앤지오텐신 생산이 증가돼 수분 섭취량을 늘리고 혈관을 수축해 혈압을 상승시킨다. 반대로 수분이 부족해지면 신경전달 물질인 히스타민을 생산하여 뇌의 레닌–앤지오텐신계를 활성화시킨다.

우리 몸의 최우선 신경전달 물질, 히스타민

몸에 수분이 부족해지면 히스타민이 필요한 양보다 훨씬 많은 양이 분비

돼 면역체계를 자극한다. 이러한 자극은 비상시 수분이 부족하거나 면역 활동을 자극하기 위한 것이지만, 자극이 지나치면 오히려 천식이나 비염 등을 일으키는 결과를 초래한다. 그러므로 물은 가장 효과적인 천연 항히스타민제라 할 수 있다. 천식이나 비염은 히스타민의 과도한 활동의 결과이기 때문에 결국 수분 섭취를 늘려 조절해야 한다.

바소프레신

수분의 양을 조절하는 것은 바소프레신이다. 바소프레신은 세포막의 작은 구멍들을 열고 막을 통해 강제로 물을 들여보내 뇌와 신장, 간, 기타 기관을 효율적으로 관리한다. 바소프레신은 코르티손을 방출하는 강력한 방출 인자다. 코르티손 방출 인자는 신장 위에 위치한 아드레날린 샘을 통한 호르몬 분비를 촉진한다.

수분 부족과 면역력

알레르기천식과 알레르기비염은 물만 잘 먹어도 좋아진다. 면역반응이란 우리 몸을 외부의 적으로부터 보호하는 좋은 반응이다. 하지만 면역반응이 너무 과하게 일어나면 적과 아군을 구분하지 못하고 외부의 적을 공격하는 것이 아니라 아군인 우리 몸을 공격하는 현상이 일어나는데, 이것이 자가면역질환이다.

면역세포들이 코 점막을 공격하면 알레르기비염, 기관지를 공격하면 알레르기천식, 관절을 공격하면 류머티스관절염이다. 흔히 자가면역질환인 경우 지르텍과 같은 항히스타민제를 복용한다. 면역반응이 일어날 때 관여하는 물질이 히스타민인데, 히스타민이 너무 과하게 분비돼 일어나는 현상이므로 항히스타민제를 사용하여 히스타민의 작용을 억제하는 것이다. 히스타민이 왜 많이 분비되는지 파악해서 원인 치료를 해야 하지만 결과 물질인 히스타민만 억제하기 때문에 약을 먹는 동안에는 효과가 있지만 약을 끊으면 다시 증상이 나타난다. 물론 항히스타민제가 다른 부작용이 없다면 계속 약을 먹어 증상을 호전시키면 좋겠지만, 장기간 복용하면 내성이 생겨 용량을 늘려야 한다. 더 문제가 되는 것은 장기간 복용하면 불면, 불안, 식욕 감퇴 등의 부작용이 발생한다는 것이다. 이런 부작용의 이유는 항히스타민이 문제를 일으킨 장기나 조직에만 반응하는 것이 아니라 목표로 삼지 않은 장기에도 작용하기 때문이다.

알레르기 질환의 원인이 히스타민이라면 히스타민이 분비되는 기전을 찾아낸다면 알레르기 질환을 극복할 수 있지 않을까? 그렇다면 히스타민은 면역반응을 할 때만 분비되는가? 히스타민은 뇌의 수분량과 매우 밀접한 관계를 가지고 있다. 알레르기 질환이 생기는 것은 대개 유전적 요인 때문이지만 환경적인 요인도 많다. 유전적 요인도 결국 조상들의 잘못된 환경적 요인이 유전자에 축적돼 온 결과다.

환경적 요인이란 다시 말하면 잘못된 생활습관으로, 주로 의식주와 관련된 문제다. 알레르기 질환이나 암, 생활습관병을 앓는 사람들의 공통된 습관은 평소 물을 잘 마시지 않는다는 것이다. 히스타민은 뇌로 유입되는 수분의 양을 감지한다. 몸에 수분이 부족하면 히스타민이 분비되고 수분이 충분하면 히스타민은 분비되지 않는다.

"그렇다면 물을 좀 더 마시는 것으로 천식과 알레르기를 예방할 수 있다는 말인가?"라고 묻는다면 약간의 소금과 적당량의 물을 마심으로써 히스타민 분비를 조절할 수 있기 때문에 "그렇다"라고 대답할 것이다. 강물이 마르면 물의 흐름이 어려워지는 것처럼 물이 고갈된 혈액과 림프액의 순환은 원활하지 못하게 된다. 따라서 혈액과 림프액 속의 적혈구, 백혈구, 혈소판의 흐름도 함께 끊어진다. 산소 운반 및 영양분과 노폐물을 운반하는 적혈구와 외부의 적과 노폐물을 제거하는 백혈구가 제 기능을 다하지 못하면 당연히 면역 기능이 저하된다. 또 혈액 내 수분이 부족해지

암 치료도 결국 면역력과 자연치유력이 중심이다

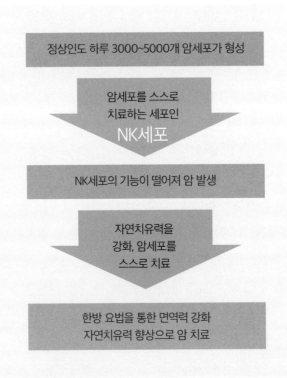

면 혈구세포끼리 충돌해 상처를 입게 되어 제 기능을 하지 못한다. 또한 혈관벽이 혈구세포들과의 충돌로 상처가 나면 그 상처를 치료하기 위해 혈관벽이 두꺼워지고 지방산이 침착되어 동맥경화를 촉진한다.

실험실에서 우리가 먹는 밥을 포도당으로 만들어 세포에 전달해 세포 속 미토콘드리아에서 에너지를 생산하는 과정을 만들려면 시간이 얼마나 필요할지 감히 상상하기 어려울 것이다. 하지만 우리 몸은 단 30분이면 이 과정을 완벽히 수행하는 엄청난 화학공장이다. 이러한 화학공장을 효율성 있게 운영하기 위해서는 물이 필요하다. 물이 부족하면 비효율적이고 부작용을 유발하는 새로운 화학 경로를 생성하는 원인이 되며, 그에 따라 통증과 질병이 생기는 것이다.

세포에 수분이 부족하면 DNA도 손상된다. 모든 세포는 화학반응을 통해 몇몇 산도가 높은 노폐물을 배출한다. 물은 세포 외부의 이러한 노폐물을 씻어 내 간과 신장으로 가져가 처리한다. 물이 부족해 노폐물이 제거되지 못하면 산성 노폐물에 의해 세포핵 속 DNA를 파괴하거나 변형을 일으켜 암이나 각종 질환을 발생시킨다. 하지만 불행하게도 암 연구 분야의 의료 전문가들은 탈수나 물에 대한 인식이 부족하니 안타까울 뿐이다.

지금까지 물이 부족해지면 히스타민이 분비된다는 것을 살펴보았다. 물 부족으로 형성된 히스타민이 직접적 혹은 간접적으로 면역력을 억제하고 골수에까지 그 영향력을 미칠 정도이니 물은 아주 중요한 물질이다.

히스타민에 의한 손상

- 세포핵 내의 DNA 손상
- 세포 내부의 DNA 회복 시스템의 기능 저하
- 세포 수용체 이상과 호르몬 조절 체계의 균형 상실
- 이상세포를 자각하고 이상세포들을 파괴할 능력의 부족, 면역력 저하

수분 부족과 탄산음료

현대인은 탄산음료와 커피에 중독돼 있다고 해도 과언이 아니다. 우리는 한여름 갈증이 날 때면 자동으로 시원한 탄산음료를 찾게 된다. 하지만 탄산음료는 마실수록 오히려 더 갈증이 난다. 많은 이들이 '탄산음료도 액체이니 인체에 필요한 수분을 대체할 수 있다'는 오해를 한다.

그러나 우리가 즐겨 마시는 가공된 음료의 기능은 물이 체내에서 하는 기능과 다르다. 따라서 인체가 수분을 필요로 할 때 차나 커피, 술, 탄산음료 등으로 물을 대신할 수 있다는 생각은 틀린 것이다. 물론 그런 음료 속에 물이 들어 있는 것은 사실이지만, 대부분 탈수를 유발하는 카페인이나 산성 물질이 함께 들어 있다는 것이 문제다. 즉 커피나 차, 맥주를 마시면 우리 몸은 음료 자체에 포함된 물보다 더 많은 물을 탈수 물질을 해독하기 위해 사용한다. 가공된 음료를 마시고 난 후 소변의 양을 측정해 보면 음료 자체의 양보다 더 많은 물이 소변으로 배설된다는 사실을 알 수 있다.

몸이 원하는 좋은 물이 아니라 화학 물질이나 당이 함유된 제조음료로 우리 몸을 채운다면, 당연히 면역 기능이 저하돼 천식이나 알레르기 같은

면역질환이나 암과 같은 생활습관병이 생길 수도 있다. 특히 어린이나 청소년은 물을 제대로 마시는 법을 배워야 하며, 물 대신 탄산음료를 마시는 것은 피해야 한다.

뇌 기능과 학습 능력은 물 섭취에 비례하여 좌우된다. 생기에 가득 차야할 10대 청소년이 책상에 탄산음료 병을 놓아둔 채 수업 중 엎드려 잠들어 있다면, 그것은 몸속에 물이 부족하다는 표시로 볼 수 있다.

그런데 지금도 의과대학에서는 인체에 작용하는 복잡한 물의 기능에 대해 제대로 가르치지 않으며, 아직도 수분 부족이 얼마나 인체에 큰 영향을 주는지는 그들의 관심 밖에 있다.

우리 몸의 완충 시스템

우리 몸은 산과 알칼리의 균형을 유지하는 정교한 시스템을 가지고 있다. 산성적인 환경은 신경을 자극하게 되고 뇌는 이러한 화학적 변화에 민감하게 반응하여 우리의 의식에 나타나는데, 그 현상이 통증이다. 다시 말해서 인체 내부의 산으로 인해 통증이 야기되는 것이다.

물은 세포 속으로 들어가 수소분자를 배출하며 산을 세포 밖으로 씻어내 세포 내부를 알칼리 상태로 만든다. 최적의 건강을 위한 바람직한 농도는 pH 7.4로 약알칼리 상태다. 신장은 산성을 야기하는 수소이온을 혈액에서 걸러 내 소변으로 배출시킨다. 소변이 잘 배출될수록 몸은 보다 쉽게 알칼리 상태를 유지할 수 있다. 소변이 맑으면 산이 효과적으로 처리되고 있다는 뜻이고, 짙은 노란색이면 체내의 산화를 알리는 좋지 않은 신호다. 소변을 자주 보는 것을 불편하게 생각해 물을 잘 마시지 않는 사람은 그로 인해 자신의 몸이 상하고 있다는 사실을 알아야 한다.

탄산음료나 제조된 각종 음료가 우리 몸을 산성화시킨다는 사실도 잊지 말아야 한다. 커피 한 잔에는 80mg, 차나 탄산음료 한 잔에는 약 50mg 의 카페인이 들어 있다. 커피나 탄산음료 속에 들어 있는 카페인은 뇌에서 ATP 에너지를 과소비하도록 강요해 허기를 유발하고 결국 과식, 비만으로 이어지게 한다.

또한 뇌는 카페인을 해독하기 위해 물을 많이 사용하게 되고 결국 몸을 탈수시킨다. 앞서도 살펴보았지만 커피나 탄산음료는 실제 섭취한 양보다 더 많은 소변을 배출시킨다. 커피에 중독된 사람이 계속 차를 마시면서도 늘 갈증을 느끼는 이유다. 몸이 필요로 하는 것은 물이지, 커피나 탄산음료가 아니다. 물은 어떤 음료로도 대신할 수 없다.

단것도 탈수의 주범

단맛은 몸속에 에너지가 들어오는 것으로 해석되는데, 인공감미료는 혀를 자극하여 충분한 당이 몸에 들어온 것처럼 뇌를 인식시킨다. 혈액 속의 당 농도를 유지하기 위해 뇌는 단맛의 정도를 계산하고 간에 당을 만들지 말고 저장해 둘 것을 지시한다. 하지만 혀를 통해 들어오기로 약속된 당은 어디에도 없으니 다급해진 뇌는 에너지를 공급하기 위해 공복감을 자극한다. 그 결과 음식을 찾게 되고 과식하게 되는 것이다.

산과 알칼리의 균형

우주는 매우 복잡하고 많은 물질로 이루어졌을 것 같지만 실제로는 108가지 원소 물질로 이루어져 있다. 이 원소들 중 수소가 가장 첫 번째 기본 물질이다. 우주의 원자 물질 중 90%가 수소로 이루어져 있고 태양은 수소의 융합에너지에 의해 지구 생명의 원동력이 된다. 그처럼 우리 몸속에서도 수소는 ATP를 생산하는 요소로서 가장 중요한 역할을 한다.

우리 몸은 70%가 물(H_2O)이고, 이 물은 수소이온($H+$)와 수산기($-OH$)로 이루어진다. 수소이온이 많으면 산성, 수산기가 많으면 알칼리성을 띤다. 수소이온 농도는 pH로 표시하는데, 이는 로그함수로 수치화한 것이다. pH 7.35가 중성이고, pH 6.35는 pH 7.35의 수소 농도보다 10배 높다고 이해하면 된다. pH 5.35라면 농도가 100배 높은 것이니 7.35와 5.35의 차이가 단순히 2배가 아닌 100배의 차이가 되는 것이다.

우리 몸의 모든 정상적 생리 활동은 pH 7.35일 때 최적을 이룬다. 특히 산소를 운반할 때나 에너지를 만들어 낼 때 그렇다. 하지만 우리는 칼로리만 높고 영양분은 별로 없는 인스턴트 음식이나 가공식품, 탄산음료 등으로 우리 몸을 산성화시키고 있다.

산성화는 산화라고 하며, 쉽게 말하면 녹이 스는 것과 유사하다. 산화의 주범은 활성산소로, 세포벽을 파괴하고 유전자를 변형시켜 결국 우리 몸의 면역체계와 생명 활동을 방해하여 질병을 일으킨다. 다시 말하면 암세포가 살기 좋아하는 환경은 산성 상태와 산소량이 적을 때이다. 반대로 알칼리 상태와 산소가 많을수록 암세포는 증식하지 못한다. 만약 내 몸이 산성 체질이라면 자동차 엔진에 빨간 경고등이 켜진 것이니 얼른 알칼리 체질로 바꾸도록 노력해야 한다. 그대로 방치한다면 자동차는 곧 멈춰 설 것이다. 산성화된 신체는 질병이나 암에 취약하며, 알칼리화된 신체는 건강의 기본이 된다.

이제 적정한 pH를 유지할 수 있는 방법을 알아보자. 그 방법을 실천한다면 암 치료법도 찾을 수 있을 것이다. 가장 쉬운 방법은 음식을 조절하는 것이다. 가장 이상적인 음식 섭취는 산성 음식 20%, 알칼리 음식 80%다. 대표적인 알칼리 음식에는 색깔 있는 생과일과 채소, 된장이나 청국장과 같은 발효식품, 녹차·새싹채소·올리브오일 등이 있고, 중성 음식에는 요구르트나 버터 등이 있다. 그리고 산성 음식으로는 설탕, 육류, 술, 담배, 초콜릿, 가공 음식, 탄산음료, 커피 등이 있다.

타액은 몸의 균형을 알아볼 수 있는 창문이다

우리 몸은 항상성이 깨지면 질병 혹은 불편함이 생긴다. 체온은 36.5℃ 내외, 수분은 65% 정도, pH는 7.35±0.5 정도로 유지돼야 건강한 상태라고 볼 수 있다. 평소 체온이나 수분량에는 신경을 쓰지만 자기 몸의 pH에 대해 살펴보는 사람은 드물 것이다. 하지만 몸의 pH가 낮아져 산성화되면 약 200가지의 질병에 노출될 가능성이 있고, 그중에서도 대표적으로 암에 취약해진다.

반대로 암세포는 약알칼리 상태에서는 번식하기 어렵다. 몸의 pH가 7.4 정도면 약알칼리성이고, 4.5~6.5 정도면 약산성이다. 약산성에 해당한다면 질환에 걸렸을 가능성이 있고, 특히 4.5 가까이 내려갔을 때는 암과의 연관성을 의심해 봐야 한다. 물론 몸의 부위에 따라 산과 알칼리의 정도는 다르다. 예를 들어 외부의 병균을 죽이고 단백질을 소화시키는 역할을 하는 위는 강산성일수록 건강하고, 피부는 외부의 감염으로부터 몸을 지키기 위해 약산성이어야 한다. 이것이 전체적으로 조화를 이뤄 타액이 약알칼리로 유지됐을 때 건강한 상태라고 할 수 있다.

그렇다면 내 몸의 pH는 어떻게 알 수 있을까? 몸의 전체적인 균형 상태를 볼 수 있는 창과도 같은 타액으로 쉽게 살펴볼 수 있다. 타액·혈액·뇌척수액, 이 세 가지는 세포외액으로 산, 알칼리 정도가 나란히 가기 때문에 타액만 살펴봐도 몸이 어떤 상태인지 알 수 있다. 타액 검사는 약국에서 판매하는 '스마트 살리바 테스트'를 통해 쉽게 할 수 있다. 이는 리트머스 시험지로 pH 6.8~8까지 잴 수 있다. 이 시험지를 입에 잠시 넣었다 뺀 후 색표와 비교해 자신의 pH 정도를 체크하면 된다. 임신 테스트처럼 자신의 건강 상태를 스스로 알 수 있는 것이다.

몸이 정상 pH 범위를 벗어났다면

이 테스트를 통해 몸이 약알칼리가 아닌 산성에 가깝게 나왔다면 가장 먼저 의심해야 할 부분은 칼슘의 결핍이다. 칼슘을 보충하면 산과 알칼리의 균형을 맞추는 데 도움이 되는데, 칼슘이 많은 음식은 우유, 시금치, 코랄 칼슘 등이다. 하지만 우유는 산성 물질이고, 한국인 중에는 우유 단백질을 소화시키지 못하는 사람이 많으므로 이보다는 건강기능식품으로 나온 코랄 칼슘을 추천한다.

산호 속에 들어 있는 코랄 칼슘은 쉽게 이온화되기 때문에 소화 흡수가 빠르다. 이때 중요한 것은 칼슘을 흡수시키기 위해 반드시 필요한 비타민

D다. 혈중 비타민 D의 정상 수치는 25ng/mL 이상이지만 한국인의 80% 이상이 비타민 D 수치가 정상을 밑돈다. 비타민 D 수치를 늘리기 위해서는 햇빛을 받아야 하는데 아무 때나 햇빛을 받는다고 비타민 D 수치가 올라가는 건 아니다. 가을과 겨울에는 오전 11시부터 오후 2시 사이에 한 시간 정도 산책을 하면서 햇빛을 받는 것이 효과적이다.

자가 진단을 통해 몸이 정상 pH 범위를 벗어났다면 평소 먹는 음식의 산성과 알칼리성을 따져서 알칼리성 식품 위주로 식단을 조정할 필요가 있다. 평소 먹는 식품은 대부분 산성이기 때문이다. 약알칼리수를 마시는 것도 도움이 된다. 단, 약알칼리수는 음식물과 함께 마시면 소화액을 중화시켜 소화에 방해가 되므로 식사 전후 30분 동안은 피한다.

또한 영양소 섭취뿐 아니라 호흡에도 신경을 써야 한다. 잘못된 호흡으로 산소를 충분히 공급하지 않으면 몸이 산성화되기 쉬우므로 코골이, 수면 무호흡 등의 증상이 있는지 체크하자.

무엇보다 스트레스 호르몬은 몸을 산성화시키는 큰 원인 중 하나이므로 스트레스 관리도 필수적이다.

세 번째 공기 해독

좋은 공기: 산소와 이산화탄소 이야기

인도양 남쪽에 위치한 섬나라 몰디브는 약 1200개의 작은 산호섬으로 이루어져 있다. 최근 지구온난화로 점점 해수면이 높아져 침몰 위기에 빠진 이 나라에서 국가비상사태를 선포해 화제가 되고 있다. 지구온난화의 영향으로 향후 50년 뒤면 해수면이 점차 높아져 몰디브 섬이 완전히 잠길지도 모른다는 전망이 나오고 있다. 이 섬뿐 아니라 라니냐나 엘니뇨와 같은 이상기후로 지구 전체가 몸살을 앓고 있다.

작년 프랑스 파리에서 지구온난화의 주범인 온실가스(이산화탄소)를 줄이자는 협정이 만장일치로 통과되었다. 지구온난화의 주범인 온실가스를 줄여서 지구의 평균 온도 상승 폭을 낮추자는 내용이다. 지구온난화로 인한 이상기후와 해수면의 상승도 심각한 문제지만, 인체에 미치는 영향도 갈수록 커지고 있다.

지구의 대기 구성 성분을 살펴보면 약 78%가 질소, 약 21%는 산소 그리고 1%는 기타 아르곤, 이산화탄소, 수증기 등이다. 대기의 구성 성분 중 지구온난화에 영향을 미치는 주범은 이산화탄소다. 이산화탄소가 증가하는 것도 문제지만 산소가 줄고 있다는 것도 큰 문제다. 산소는 나무 한 그루에서 두 사람이 하루 동안 숨을 쉬는 데 필요한 양이 만들어지는데, 지구의 허파라 불리는 아마존에서 지구 전체 산소 생산량의 20%를 만들어 낸다.

대기 성분 중 약 21%가 산소인데, 만약 산소 농도가 이보다 낮아지면 우리 몸에는 심각한 부작용이 뒤따른다. 높은 산에 오를 때 나타나는 고산

병이 산소 부족 증상인데, 산소 농도가 19% 이하면 가슴이 답답해지고 두통과 식욕부진, 구토 등의 증상이 나타난다.

그런데 예전에 비해 도심의 산소 농도가 1%가량 줄었고, 실내나 지하실은 이보다 훨씬 산소 농도가 낮다. 숲은 도심보다 1~2% 더 많은 산소를 함유하고 있다. 숲은 산소 농도도 높지만 음이온이 다량 함유돼 있고 미세먼지도 공기 1㎥당 도시가 10만 개 정도라면 숲은 500~2000개에 불과하다. 그렇기 때문에 숲 속에 있으면 온몸이 시원하고 쾌적하게 느껴지는 것이다. 숲에서 술을 마시면 잘 취하지 않는다는 말이 있는데, 그것도 바로 풍부한 산소와 활성산소를 제거해 주는 음이온이 많기 때문이다.

음이온

계곡이나 폭포 주변에 가면 작은 물방울이 얼굴이나 볼에 부딪히는 느낌이 들면서 기분이 상쾌해지곤 한다. 이것이 바로 음이온이 주는 효과라고 할 수 있다. 공기 비타민이라고도 불리는 음이온은 신진대사를 촉진하고 신경을 안정시키며, 피로를 회복시키고 식욕을 증진시키는 등의 효과가 있다.

100여 년 전에는 대기 중에 음이온이 우세했으나, 산업화와 도시화로 인한 매연, 산업폐기물, 환경오염 물질 등이 넘쳐나면서 도심의 대기는 양이온이 가득해졌다. 양이온 증가는 활성산소를 증가시켜 산화 반응이 많아지게 하고 혈액과 체액을 산성화시켜 면역력이 떨어지게 만든다. 이러한 과정이 반복되면 체내에 독소가 쌓이고 세포 재생 과정 중에 오류가 생겨 암이나 면역질환 등이 발생한다.

인간이 하루에 필요로 하는 음이온 양은 공기 1cc당 약 700개로 알려져 있다. 도시의 경우 음이온 양은 20~150개 정도밖에 되지 않으며, 숲에서는 800~2000개에 달한다. 인간에게 적절한 음이온 개수는 400~1000개라고 한다. 또한 스트레스를 심하게 받거나 몸이 극도로 피곤해지면 양이온이 방출되는데, 양이온이 많아지면 상대적으로 음이온은 더욱 줄어들게 된다. 이런 이유로 인해 현대인의 몸은 항상 음이온이 부족한 상태다. 숲에서는 피톤치드 외에도 음이온이 방출되며, 음이온은 부교감신경을 자극해 신체적·정서적 이완효과를 가져온다. 정서적으로 안정되면 뇌에서 나오는 알파파가 늘어난다는 연구 결과도 있다. 또한 음이온은 엔도르핀의 생성을 촉진하는 세로토닌의 농도를 조절해 불안감과 긴장감을 줄어들게 한다. 스트레스가 해소되면 자율신경이 안정돼 혈압과 맥박이 정상화되고 몸의 면역력과 자연치유력이 높아진다. 고혈압 환자가 도시보다 숲 속에서 거닐 때 혈압이 정상 수준으로 유지되는 것도 이 때문이다. 미국 캘리포니아의 버클리대학 연구에 따르면, 매일 15분씩 25일 동안 음이온에 노출된 경우 식욕이 상승하고 수면의 질이 향상되었다. 작업 능력도 상승했다. 또한 박테리아를 음이온에 노출했을 때 세균은 여섯 시간 내에 50%로 줄었고, 24시간 내에는 70%까지 줄었다.

피톤치드

언젠가부터 암 치료 하면 편백나무 숲이 떠오른다. 필자의 병원 근처엔 편백나무 숲이 있다. 그 숲에 가면 도시에서는 느낄 수 없는 시원한 향기가 난다. 바로 피톤치드라는 물질 때문이다. 피톤치드는 그리스어로 식물을 뜻하는 피톤(phyton)과 죽인다는 뜻을 가진 치드(cide)의 합성어로 '식물이 내뿜는 살균 물질'이라 볼 수 있다.

피톤치드는 천연 휘발성 물질로, 숲에 있는 많은 곤충이나 해충으로부터 나무가 스스로를 보호하기 위해 내뿜는 물질이다. 식물이 광합성 작용 후 산소 등과 함께 배출하는 정유 성분으로 볼 수 있다. 움직일 수 없는 식물의 입장에선 자기 방어와 최적의 생육 환경을 조성하기 위한 생명 활동으로 볼 수 있다.

실제 편백나무 숲은 다른 숲과 달리 칡넝쿨이나 잡풀이 없어 깨끗한 것을 볼 수 있는데, 그 이유도 피톤치드에 있다. 피톤치드 양은 봄부터 증가해 여름철에 최대치를 기록하는데, 피톤치드는 식물뿐 아니라 사람의 건강에도 좋기 때문에 피톤치드 양이 많은 시간에 삼림욕을 하는 것이 효과적이다. 피톤치드는 아침이나 늦은 밤보다는 낮 시간에 많이 발산되고, 온도가 높아질수록 양이 증가한다. 산 정상은 바람이 많이 불어 피톤치드가 날아가 버리기 때문에 힘들게 산 정상까지 올라가지 말고 바람의 영향을 적게 받는 산 중턱에서 삼림욕을 즐기는 것이 좋다.

피톤치드의 주성분인 테르펜은 심신을 안정시키는 효과가 있어 명상이나 단전호흡 같은 심호흡을 통해 들이마시면 더욱 효과적이다. 그 외에도 숲 치료는 NK세포 기능을 활성화시켜 암세포나 바이러스를 죽이는 역할을 한다. 소염·진통 효과가 있기 때문에 염증과 통증을 완화해주고, 스트레스 호르몬인 코르티솔 수치를 낮추어 스트레스를 해소하며 삶의 질을 높여주는 등 우리 몸에 좋은 효능을 가지고 있다.

2016년 전라남도 보건환경연구원에 따르면, 피톤치드 농도는 지리산 천은사 계곡이 1463pptv, 피아골이 541pptv로 일반 도심 공원의 피톤치드 농도 104pptv와 비교해 5~10배 많았다. 아울러 음이온 농도도 천은사 계곡이 1cc당 5926개, 피아골은 5226개로 일반 도심 공원 음이온 분포 173개보다 최대 30배 이상 많았다.

편백나무로 가구를 만들어 활용하는 것도 좋지만 숲에서처럼 직접적인 피톤치드의 효과를 기대하기는 어렵고, 운동과 심신 안정을 위해서는 직접 숲으로 가서 피톤치드를 느끼는 것이 가장 좋은 방법이다.

숲 치료

언제부터인가 암 환자들이 자주 찾는 숲이 있다. 바로 편백나무 숲이다. 편백나무 숲에서의 치료는 녹색 치료(그린 테라피)라고 하며, 숲은 녹색 의사(그린 닥터)라고 할 정도로 현대의학이 해결할 수 없는 많은 치료 효과를 준다.

편백나무는 측백나뭇과에 속하며 침엽수 중에서 가장 많은 양의 피톤치드를 방출하는 나무로 유명하다. 피톤치드는 나무에게도 유익하지만 사람에게도 좋은데, 삼림욕을 하면 기분이 상쾌해질 뿐 아니라 우리 몸의 면역력을 높여주기도 한다.

필자의 병원은 인간과 자연이 함께하는 치료법을 중시하는데, 전국에서 모인 암 환자들에게 인기가 높은 이유는 편백나무 숲 속에 병원이 있기 때문이다. 필자는 항상 환자들에게 "암 치료뿐 아니라 모든 질병 치료에 자연치유력인 면역력이 가장 중요하다. 그 자연치유력을 향상시키는 방법은 자연으로 돌아가는 것이다. 특히 암세포는 산소를 싫어하고 활성산소를 좋아하며 산성화된 체내 독소가 많은 것을 좋아한다. 암을 치료하려면 암이 싫어하는 조건을 만들어 주어야 하는데, 그것이 바로 해독과 풍욕이다"라고 강조한다.

사람은 폐로만 호흡하는 것이 아니다. 피부로도 호흡을 한다. 피부호흡(풍욕)은 일반적인 호흡으로서의 의미보다 몸의 독소를 피부를 통해 배출하고 좋은 산소를 공급하는 것이 목적이다. 과학적으로 일일이 증명하기는 어렵지만 풍욕을 하기 전과 후의 컨디션이나 활성산소량의 변화를 보면 피부호흡의 효과와 중요성을 알 수 있다.

피톤치드의 효과를 떠나서 삼림욕과 등산은 사람을 즐겁게 한다. 격무로 인한 일주일간의 스트레스를 한 번의 등산으로 풀 수 있다. 기분이 좋아졌다면 부교감신경의 자극으로 면역력도 그만큼 높아졌을 것이다. 숲에 가면 마음이 안정되고 몸이 활성화되어 치유된다는 느낌을 인간은 본능적으로 알고 있는 셈이다. 숲의 나무들이 내뿜는 산소는 과립구가 만들어낸 독소를 해독하고 배설하는 데 도움이 된다. 편백나무 숲에서 등산이나 운동을 하면 암을 치료하고 예방하는 데 1석 3조의 효과가 있는 것이다.

여러 보고서에서도 숲 치료는 면역세포를 활성화시키고 스트레스 호르몬을 감소시켜 수면장애나 우울증, 불안증 등을 치유한다고 밝혔다. 피톤치드와 음이온은 천연 항염증 작용과 항균 작용을 하며 강한 항산화 작용으로 활성산소를 제거해 암 치유에 도움이 된다.

최근 연구에서는 암을 비롯한 아토피나 알레르기비염 등 면역질환의 공통점은 비타민 D의 부족이라는 사실이 밝혀졌고, 그에 따라 비타민 D에 대한 조명이 새롭게 이루어지고 있다. 숲을 걸으면서 얻는 선물인 햇빛은 비타민 D를 형성해 뼈를 튼튼하게 하고 암세포 증식을 억제하는 효과를 준다.

암 환자를 대상으로 실시된 A보건소의 숲 치료는 숲 속 피톤치드를 호흡함으로써 암 환자의 뇌에서 알파파를 증가시키고 면역력을 증가시키며 세로토닌 분비를 활성화하여 몸과 마음을 치유하는 효과가 있었다고 한다. 일본에서도 성인 남성 12명을 대상으로 숲 치료의 효과를 측정하는 실험이 실시되었다. 실험 대상들을 삼림욕장에서 3일간 머무르게 한 다음 NK세포의 활성도를 측정했다. 숲 속에 머문 지 1일째엔 26%, 2일째엔 52%의 NK세포 활성도가 측정되었는데, 항암식품으로 잘 알려진 버섯류의 NK세포 활성률이 40%, 동충하초가 30%인 것에 비해 더 높은 수치였다. 숲 속에 있는 것만으로도 항암식품을 먹은 것보다 더 나은 면역세포 활성도를 보인 것이다.

피톤치드는 편백나무에서만 나오는 것은 아니다. 대나무는 여름철에 편백나무보다 두 배 많은 피톤치드를 내뿜지만, 숲으로 조성하는 데 한계가 있어 가까운 곳에서 삼림욕을 하기엔 편백나무 숲이 용이하다. 편백나무의 피톤치드는 바이오리듬처럼 하루에도 분비되는 양이 다르다. 오전 10시부터 오후 2시 사이에 가장 많은 양이 나온다고 하니 삼림욕을 할 때 참고하면 된다.

공격 중심 의학과 보강 중심 의학

서양의학에서 질병은 감기처럼 외부에서 세균이나 바이러스가 우리 몸속에 들어와 발생한다 생각하여 외적 요인인 바이러스나 세균을 항생제나 항바이러스제로 없애고 공격하는 데 치중한다. 하지만 한의학에서는 침입한 세균이나 바이러스를 제거하는 것에 중심을 두기보다 숙주인 사람 개개인의 체질과 면역력 향상에 중심을 둔다.

한의학의 대표적 치료법에 부정거사법(夫正拒邪法)이 있다. 질병에 대항하는 저항력의 근원인 정기(正氣)를 북돋음으로써 병을 치료하는 방법이다. 몸속의 나쁜 기운은 대소변이나 땀으로 배출할 필요가 있으나, 그렇게 하면 기운도 약해지므로 몸이 약해진 경우에는 먼저 병에 저항하는 힘을 키워 스스로 병이 치료되도록 한다.

물론 몸이 건강해서 체력이 받쳐 준다면 외부 원인으로 인한 질병인 경우 병리적 대사산물 등을 제거하기 위해 강제로 대소변이나 땀 등으로 배출시켜 치료한다. 임상에서는 우리 몸의 허실에 따라 두 가지 방법을 적절히 병용한다. 즉 세균이나 바이러스를 직접 항생제로 제거하기도 하지만, 외부로부터 우리 몸을 보호하는 시스템인 면역체계를 활성화해 우리 몸 스스로 염증을 제거하도록 도와주는 것이다.

1800년대에 프랑스에는 두 명의 유명한 의학자가 있었는데 그 유명한 파스퇴르와 우리에겐 조금 생소한 비첨이다. 파스퇴르 우유로 유명한 파스퇴르는 모든 병은 세균 때문에 생긴다는 것을 발견했다. 그는 예방과 치료를 위해 소독법을 개발해 후에 항생제 발명의 기초가 된다. 의학사에서 그다지 조명받지 못한 비첨은 인체의 모든 질병은 인체라는 잘못된 토양에서 비롯된다고 주장했다.

인체에 영양분이 풍부하고 건강하다면 세균이 들어와도 병에 걸리지 않는다는 것이 그의 주장이다. 둘 다 틀린 말은 아니다. 앞에서 살펴본 한의학의 부정거사법처럼 토양과 세균을 함께 고려해야 한다.

운동과 해독

암세포가 포도당을 탐욕스럽게 먹는다는 것은 잘 알려진 과학적 사실이다. 암세포는 정상세포가 포도당 한 개를 사용해 만드는 에너지를 18배는 사용해야 하는 비효율적인 에너지 대사를 하기 때문이다. 암 치료를 하면서 경과를 보는 진단법이 PET인데, PET의 원리를 보면 암의 발생과 치료에 대한 힌트를 찾을 수 있다.

PET를 찍을 때 움직이면 포도당은 건강한 미토콘드리아로 들어가 정상적인 당 대사를 하기 때문에 PET를 찍을 때는 움직이지 말아야 한다. 그리고 2mm 이하의 암은 혈관을 통해 영양 공급을 받지 않아도 되기 때문에 PET 검사로도 찾아낼 수가 없다. 다른 곳보다 포도당 소비가 과도하게 나타나는 부분이 있다면 그 부분이 암일 가능성이 높다.

우리가 먹는 음식은 결국 포도당으로 분해되므로 운동을 하지 않고 누워만 있다면 아마도 암세포가 가장 좋아할 것이다. 왜냐하면 암세포가 먹잇감을 독차지할 수 있을 테니까.

당뇨병 연구자들에 따르면 인슐린 증가와 IGF(Insulin-like Growth Factor)는 각종 염증과 암세포의 증식을 직간접적으로 자극한다. 네덜란드 카롤린스카 연구소의 발표에 따르면 약 8만 명의 성인 남녀를 대상으로 평소 섭취하는 음식과 췌장암의 발병률을 조사했는데, 탄산음료와 설탕이 많이 들어 있는 음식을 많이 먹는 그룹이 그렇지 않은 그룹에 비해 두 배 가까이 높았다.

혈당은 운동을 하면 정상적인 대사 과정을 통해 조절할 수 있다. 당뇨병 치료에 운동이 필수적인 것처럼 암 치료를 할 때는 암세포가 가장 좋아하는 혈중 포도당 비율을 낮추어야 한다. '누우면 죽고 걸으면 산다'는 유명한 말이 있다. 아마도 이러한 원리를 두고 생긴 명언이 아닐까?

운동과 유전자

암이 생기는 정확한 원인은 규명되지 않았지만 암 환자의 절반 정도가 'P53유전자'에 문제가 생겼거나 그 유전자가 제 기능을 하지 못하고 있었다. 즉 P53유전자가 제대로 기능을 한다면 암이 억제된다는 공통점이 발견돼 P53유전자를 암 억제 유전자라 한다.

P53유전자를 연구하기 위해 막대한 자금을 쏟아붓고 있는 가운데 암 연구자들은 P53유전자를 작동시키거나 기능을 멈추게 하는 새로운 '핌트' 효소를 찾는 데 성공했다. 핌트 효소는 P53유전자의 스위치 역할을 한다. 세포 내에 있다가 P53유전자에 메틸기(CH3)를 붙여 작동을 멈추게 하거나 떨어져 나가 다시 작동하게 하는 것이다.

P53유전자는 암 억제 유전자로, 면역세포와 함께 그 어떤 항암제보다 강력하고 부작용이 없는 자연항암제라고 할 수 있다. 하지만 핌트에 의해 메틸화되면 작동을 멈춰 결국 암세포를 물리칠 수 없게 된다. 성균관대학교의 한정환 연구팀은 폐암과 유방암 환자의 핌트 발현 정도에 따라 생존

율이 크게 달라진다는 사실을 확인했다. 핌트가 많이 발현되는 환자는 적게 발현되는 환자에 비해 6개월 생존율이 약 20% 낮은 것으로 나타났으며, 특히 악성일수록 핌트 발현 정도가 높은 것으로 확인됐다.

핌트에 의한 메틸화 과정은 P53유전자에만 일어나는 현상이 아니다. 우리 몸은 세포로 이루어져 있으며, 세포핵에 있는 염색체의 유전자에 의해 작동된다. 유전자 DNA 내부에 있는 일부 염기도 메틸화 과정을 거친다. 유전자에 메틸기가 달라붙게 되면 유전자의 작동을 멈추게 하는 스위치 역할을 하는 것이다.

유전자의 메틸화는 어떤 경우에 일어나는 것일까? 그 원인을 안다면 꺼진 유전자도 다시 켤 수 있는 열쇠를 찾을 수 있고, 암을 비롯한 각종 질환을 치료할 수 있는 답도 찾게 될 것이다.

사람은 환경의 영향을 매우 많이 받으며, 암을 비롯한 각종 질환은 삶의 결과물이다. 결국 어떻게 살아왔느냐, 어떤 환경에서 살았느냐가 유전자의 메틸화나 유전자 변형의 결정적 역할을 한다. 얼마 전 TV를 보니 일란성 쌍둥이인 두 명의 일본인이 한 명은 위암으로 수술을 했는데, 다른 한 명은 건강하게 사는 모습이 나왔다. 일란성 쌍둥이의 경우 유전적으로 같은 세포에서 출발하기 때문에 유전자 구조가 태어날 때는 거의 일치한다. 하지만 이후 먹는 것과 스트레스를 받는 정도가 달라졌기 때문에 아무리 일란성 쌍둥이라 하더라도 암이 발생하지 않은 것이다.

얼마 전까지만 해도 한번 가지고 태어난 유전자는 변하지 않고, 인간은 유전자에 의해 모든 것이 결정된다고 생각했지만, 최근 그렇지 않다는 것이 밝혀지고 있다. 유전적으로 암에 걸리기 쉬운 유전자를 가지고 태어난다 해도 관리를 잘하고 좋은 환경이나 좋은 음식, 좋은 생각을 하며 생활한다면 암 발생률을 낮출 수 있다.

운명론자는 사주나 운명이 결정돼 있다고 말하지만, 사주가 인생을 결정하지는 않는다. 사주를 보는 명리학자는 사주보다 앞선 것이 관상이라며 관상과 사주를 같이 본다. 관상은 마음이 움직이는 대로, 환경에 노출되는 대로 언제든 바뀐다. 웃으면 웃는 관상이, 슬프면 근심 어린 관상이 되는 것이니, 결국 관상이나 운명은 마음 혹은 환경에 의해 바뀌는 것이다.

메틸화에 의해 유전자가 작동하거나 작동하지 않는다면 메틸화 과정을 제거하는 방법이 유전자의 활동을 켜거나 질병 치료에 중요한 열쇠가 될 것이다. 그렇다면 어떻게 메틸화 과정을 없앨 수 있을까? 운동은 체중을 줄이거나 근력을 강화할 뿐 아니라 유전자의 메틸기도 제거한다는 연구 결과가 스웨덴 스톡홀름에 있는 카롤린스카 연구소의 줄린 지에라스 연구팀에 의해 지난 3월 세포 대사학지에 실렸다. 건강한 젊은 성인에게 자전거를 타게 한 후 허벅지근육 생체조직 검사를 시행했는데, 그 결과 유전자의 메틸화 상태 변화를 관찰할 수 있었다.

메틸기가 제거되는 양은 운동의 강도에 따라 달랐으며, 자전거를 가장 열심히 탄 사람의 메틸기가 가장 적었다. 유전자의 특정 지점에서 각종 암을 유발하는 인자인 메틸기의 존재 유무에 따라 유전자의 발현에 영향이 있었으며, 메틸화 과정은 건강에 매우 유해한 상태를 의미한다. 운동이 암뿐 아니라 당뇨나 각종 생활습관병 치료에 도움을 준다는 사실은 알려져 있었지만, 줄린 지에라스 연구팀의 연구는 운동이 암도 치료할 수 있다는 메커니즘을 충분히 설명하고 있다.

연구 책임자인 줄린 지에라스 박사는 "운동이 당과 지방 대사를 증가시키는 것을 포함해 근육 내에 변화를 유발한다는 것은 이미 잘 알려져 있었지만, 이번 연구 결과 메틸화 변화가 맨 먼저 발생하는 것으로 확인됐다"라며 "근육은 쓰지 않으면 사라지는데 운동을 하면 DNA에 변화가 일어나서 근육을 새로 만들고 강화하게 된다. 운동은 약이나 마찬가지이기 때문에 우리의 근육은 실제로 변경 가능하다"라고 덧붙였다.

메틸기가 유전자에서 어떻게 제거되는지에 대한 정확한 메커니즘은 아직 밝혀지지 않았다. 유전자에서 메틸기가 떨어지게 하는 효소를 밝혀낸 것도 불과 1년 전의 일로, 이 연구는 아직 초기 단계다. 그러나 명확한 것은 운동을 하거나 명상을 하고, 좋은 음식을 먹고, 즐겁고 긍정적인 생각을 해서 몸이 안정될 때 메틸기가 제거된다는 것이니 앞으로 암 치료의 해답은 서서히 풀릴 것이다.

4장

차와 건강

한방 차는 약차라고도 하는데, 전통의학의 일부분이다. 예전부터 오랜 시간 동안 일상에서 우리의 건강을 지켜 왔고, 지금도 건강에 관심이 많은 사람들 사이에 널리 알려져 있다. 일상에서 쉽게 구할 수 있는 약재나 식재료로 만든 한방 차는 질병 예방 효능이 있을 뿐만 아니라, 가벼운 질병을 치유하는 효능 도 있다. 증상에 맞는 한방 차를 소개해 보려 한다.

⓪① 두통에 좋은 차

두통은 일상생활에서 쉽게 나타나는 증상이다. 화를 내거나 불면증, 만성 피로 또는 차가운 바람을 맞아도 두통이 생길 수 있다. 특히 스트레스가 많은 현대인은 두통이 거의 일상의 증상이다.

천궁차

재료 : 천궁 9g, 홍차 6g

만드는 법 : 천궁을 씻은 후 홍차와 함께 용기에 넣고 끓인다.

효능 : 천궁은 막힌 기를 해소하고 혈액순환을 도우며 진통 효능이 있어 예로부터 각종 통증을 치료하는 약재 1순위로 손꼽힌다.

⑫ 감기에 좋은 차

호두생강차
재료 : 호두, 대파의 흰 부분, 생강 각각 25g, 홍차 15g

만드는 법 : 호두, 대파, 생강을 모두 으깬 후 홍차와 같이 넣어 끓인다. 끓인 후 찌꺼기를 건져 내고 마신다.

효능 : 생강은 맛이 맵고 성질이 따뜻해 땀을 내게 하여 피부와 피하의 사기(邪气)와 열을 발산, 해제시키는 효능이 있다. 호두, 대파, 홍차와 함께 끓여 마시면 감기로 인한 두통, 발열, 오한 등을 치료하는 효과가 뛰어나다.

여주차
재료 : 여주 적당량

만드는 법 : 여주의 속살과 씨를 버린 후 적당한 크기로 잘라 물에 넣고 끓인다.

효능: 맛이 쓰고 성질이 냉한 약재로, 해독과 해열 효능이 있는 여주차를 자주 마시면 감기를 예방할 수 있고 더위를 해소하고 눈이 맑아진다. 또한 여주에 들어 있는 풍부한 아미그달린(비타민 B17)은 항암 효과가 있다고 알려져 있다.

⓪③ 기침에 좋은 차

무꿀차

재료 : 무 25g, 생강 15g, 대추 3알, 꿀 30g

만드는 법 : 무, 생강, 대추를 적당량의 물에 넣고 약 30분 끓인 후 찌꺼기를 버리고 꿀을 넣어 마신다. 하루에 여러 번 마셔도 된다.

효능 : 무는 해독 작용을 하고 가래를 없애 기침을 멎게 하고, 생강은 감기 기운을 없애며, 꿀은 호흡기를 촉촉하게 하여 역시 기침을 멎게 한다. 하지만 열이 나거나 짙은 가래가 있을 때에는 마시지 말아야 한다.

도라지차

재료 : 감초와 도라지 각각 6g

만드는 법 : 깨끗이 씻은 감초와 도라지를 함께 물에 넣고 끓인다.

효능 : 도라지는 한방에서도 많이 쓰이는 약재이며, 주로 기침을 멎게 하고 가래를 없애는 효능이 뛰어나다. 도라지에는 풍부한 사포닌이 들어 있는데 이는 인삼에도 많이 함유된 성분으로 혈당 조절, 비만 예방 등에 효능이 있어 다이어트에도 좋다.

04 천식에 좋은 차

천식은 발병 시 호흡곤란을 일으키는 것이 특징이다. 시간이 길어지면 심장에 산소 공급이 되지 않아 심폐질병을 초래할 수 있을 뿐만 아니라, 매번 발병 시 환자에게 큰 압박감과 공포감을 주어 심리적 건강에도 좋지 않은 영향을 끼치는 질병이다.

살구씨얼음설탕차

재료 : 살구씨 45g, 얼음설탕 6g

만드는 법 : 살구씨를 곱게 갈고 얼음설탕과 끓인 물에 같이 넣어 얼음설탕이 다 녹으면 마신다.

효능 : 살구씨는 기침을 멎게 하는 좋은 한약재다. 살구씨에 풍부한 아미그달린이 기관지의 평활근을 이완시켜 기침을 억제하고 천식을 예방한다. 얼음설탕은 호흡기를 윤활하게 하는 효능이 있어 살구씨와 같이 쓰면 천식을 치료할 수 있다. 단, 장기간 마시는 것은 권장하지 않는다.

유자피백합차

재료 : 유자 1개(껍질만 사용), 신선한 백합 120g, 설탕 125g

만드는 법 : 재료들을 물에 넣어 두 시간 정도 끓인다.

효능 : 유자껍질은 폐를 이롭게 하여 숨이 차는 것을 완화하는 효능이 있고, 백합은 폐를 윤활하게 하여 기침을 억제하는 한약재다. 이 차를 장기간 복용하면 천식을 예방할 수 있다.

05 빈혈에 좋은 차

빈혈의 원인으로는 몸속의 철 성분 결핍이나 출혈, 용혈, 조혈기능 장애 등이 있다. 철 결핍성 빈혈이 가장 흔한 빈혈이며, 이 경우 음식으로도 예방과 치료를 할 수 있다.

대추차

재료 : 대추 50g, 땅콩껍질 100g, 흑설탕 15g

만드는 법 : 먼저 땅콩을 더운 물에 반 시간 정도 담가 껍질을 벗겨 낸 후 대추와 땅콩껍질을 함께 땅콩을 담갔던 물에 넣어 반 시간쯤 끓인다. 땅콩껍질은 건져 내 버리고 흑설탕을 넣어 마신다.

효능 : 대추는 풍부한 철 성분을 함유하고 있어 산후 빈혈 등 각종 빈혈에 좋다. 또한 칼슘을 많이 함유하여 골다공증 예방에도 좋다. 비타민 C, 비타민 B2, 베타카로틴 등이 많이 포함되어 있어 면역력 증진과 암 예방 효능도 있다.

06 딸꾹질에 좋은 차

생강홍탕차

재료 : 생강 5g, 귤껍질 5g, 흑설탕 1스푼

만드는 법 : 썰어 말린 생강과 깨끗이 씻은 귤껍질을 끓는 물에 넣어 10분 정도 끓인 후 흑설탕을 넣어 마신다.

효능 : 생강과 귤껍질은 위장을 따뜻하게 하는 효능이 있어 위가 차가워서 발생하는 딸꾹질을 치료하는 데 좋은 효과가 있다.

07 소화불량에 좋은 차

산사차

재료 : 산사, 진피, 맥아 각각 5g

만드는 법 : 재료를 깨끗이 씻은 후 작은 보자기에 싸서 물에 넣어 끓인다.

효능 : 산사, 진피, 맥아는 위장의 공능을 증강시키는 효능이 있어 속이 더부룩하고 소화가 잘 안 될 때 마시면 좋다.

08 설사에 좋은 차

 설사는 보통 소화 기능이 저하되거나 대사 기능의 이상으로 나타나는 증상이며, 위장의 소화 기능을 증강하는 것이 치료의 관건이다.

건강차

재료 : 홍차와 잘게 썬 건강(干薑) 각각 3g

만드는 법 : 두 재료를 컵에 넣고 끓는 물 100㎖에 10분가량 담근 후 마신다. 여러 번 반복해 마실 수 있다.

효능 : 건강은 위액 분비를 증진시키고 혈액순환을 촉진해 위장 공능을 돕는 효능이 있다. 위가 냉하여 일으키는 설사에 효과가 좋다. 또한 평소 냉증으로 고통받는 사람도 복용하면 몸이 따뜻해진다.

⑨ 더위(중서)에 좋은 차

중서(中暑)는 무더운 여름이나 고온 환경에서 작업할 때 인체의 체온조절 기능에 문제가 생겨 중추신경계통장애와 순환계통장애를 일으키는 급성 질병이다.

녹두오매차

재료 : 녹두 60g, 오매와 오미자 각각 50g, 설탕 적당량

만드는 법 : 재료를 전부 물에 넣고 끓인 후 설탕을 적당히 넣어 마신다.

효능 : 녹두는 열을 없애고 해독 작용을 하며 소변을 잘 보게 해 준다. 신맛이 강한 오매는 체액 분비를 촉진시켜 갈증, 설사, 구토 증상이 있을 때 좋다. 무더운 여름날 야외 활동을 할 때 이 차를 마시면 더위 먹는 것을 예방할 수 있다.

⑩ 구토에 좋은 차

꿀생강차

재료 : 꿀 2스푼, 생강 25g

만드는 법 : 생강을 갈아서 즙만 취하고 꿀과 끓여 놓은 물을 넣어 마신다.

효능 : 한의학에서 생강은 위를 따뜻하게 하고 오심을 멈추는 약재로 쓰이는데, 교감신경과 미주신경에 직접 작용하여 위의 평활근을 이완시켜 구토를 억제한다. 생강에 함유된 진저롤은 위 점막을 보호하여 구토로 인한 위 점막 출혈을 예방하며, 위궤양 치료 작용도 한다.

⑪ 변비에 좋은 차

 변비는 대장의 운동 기능 저하가 주 원인이다. 장기적인 변비는 복통, 식욕 감퇴, 두통, 불면을 일으키고 심하면 치질, 치열도 생길 수 있다.

연자심차

재료 : 연자심(蓮子心) 적당량

만드는 법 : 연자심을 끓는 물에 넣어 식힌 후 마신다.

효능 : 연자심은 연자(蓮子, 연밥)의 중간에 들어 있는 청록색의 배아이다. 맛이 쓰고 성질은 냉하여 열을 없애는 효능이 뛰어나다. 장기적으로 마시면 변비를 예방한다.

⑫ 빈뇨증에 좋은 차

건강대추차
재료 : 건강 10g, 대추 30알, 흑설탕

만드는 법 : 건강과 대추를 씻은 후 물에 넣어 약한 불로 오래 끓인다. 흑설탕을 적당히 넣어 매일 밤 자기 전에 마신다.

효능 : 건강은 몸을 따뜻하게 하는 효능이 뛰어나 몸속의 냉기를 없애고 면역력을 증강시킨다. 노인성 빈뇨증에 좋다.

⑬ 불면증에 좋은 차

질 좋은 수면은 만병통치약이라고도 한다. 수면질량(睡眠質量)이 떨어지면 건강에 해로워 신경쇠약, 고혈압, 당뇨병 등 많은 질환을 일으킬 수 있다.

대추총백차
재료 : 대추 15알, 대파의 흰 부분, 설탕 5g

만드는 법 : 재료를 물에 넣어 약한 불로 오래 끓인 후 설탕을 넣어 마신다.

효능 : 총백(葱白)은 대파의 흰 부분을 말하는데, 양기를 통하게 하는 효능이 뛰어나 매일 자기 전에 마시면 수면의 질이 좋아진다.

⑭ 신경쇠약에 좋은 차

 심신의 과로와 스트레스가 지속되면 쉽게 피곤해지고 외부 자극에
민감해져 정서적 불안과 불면, 두통 등의 증상이 나타난다.

죽엽차
재료 : 죽엽 60g

만드는 법 : 죽엽을 물에 넣어 오래 끓인 후 오전과 오후 하루 두 번 마신다.

효능 : 죽엽은 열을 없애고 마음을 편하게 해 주는 효능이 뛰어나 수면질량을 높
여 주면서 피로와 스트레스를 풀어 준다. 또한 항활성산소 작용이 있어 해독 작
용도 뛰어나다.

⑮ 저혈압에 좋은 차

검은콩대추차
재료 : 검은콩과 대추 각각 50g, 용안육(龙眼肉) 15g, 꿀 적당량

만드는 법 : 재료들을 끓는 물에 넣어 약간 끓인 후 마신다.

효능 : 검은콩은 철 성분의 흡수를 돕고 대추와 용안육은 기를 보강하고 혈을 보
충하는 효능이 뛰어나 저혈압을 치료한다.

⑯ 당뇨병에 좋은 차

구기자차
....
재료 : 구기자 10g

만드는 법 : 구기자를 물 300㎖에 넣어 끓인 후 아침 식사 전에 마신다. 그 뒤에도 자주 끓는 물을 넣어 차로 마시고 잠들기 전에는 구기자를 씹어서 먹는다.

효능 : 구기자에 함유한 다당류는 인슐린과 간 글리코겐 저장량을 증가시켜 혈당을 낮추는 효능이 있다.

⑰ 고혈압에 좋은 차

레몬올방개차
....
재료 : 레몬 1개, 올방개(荸荠) 10개

만드는 법 : 물에 넣어 끓인 후 차로 마시고 건더기를 먹어도 된다.

효능 : 레몬올방개차를 장기적으로 마시면 혈압을 낮출 수 있는데, 레몬에 풍부한 비타민 C는 동맥경화를 예방하여 혈압을 낮추고 심근경색도 예방한다. 또한 레몬에 풍부한 구연산이 들어 있어 피로 회복에도 뛰어나다.

5장

체질별 음식 처방

한의학에서는 같은 감기에 걸려도 개개인의 체력이나 체질에 따라 처방도 다르고 치료법도 다르다. 반대로 다른 병이라 할지라도 치료법이 같을 수도 있다. 이를 동병이치(同病異治), 이병동치(異病同治)라 한다. 동병이치, 이병동치가 사상체질의 기본이다. 즉 같은 병이라도 체질에 따라 다르게 치료하고 다른 병이라도 원인과 체질에 따라 같은 치료를 하는 것이다. 음식도 마찬가지 원리로 요리하고 섭취했을 때 음식의 효능을 더 높일 수 있을 것이다.

다음 쪽에서 체질별로 알맞은 식품을 소개하여 좀 더 건강한 면역 밥상을 차리는 데 도움을 주고자 한다. 참고로 다음에 소개하는 여러 음식은 실제로 명문요양병원에서 환자들에게 제공하는 식사를 기본으로 정리한 것이다. 지금도 체질별 면역 밥상을 계속 연구 중에 있고, 환자들에게 더 좋은 식사를 제공하기 위해서 노력 중이다.

체질별 음식 추천

	소음인	소양인	태음인	태양인
음식	추어탕, 삼계탕	돼지보쌈, 오리불고기, 오리백숙	갈비탕, 육회	해물탕, 붕어찜, 낙지연포탕, 메밀국수
체질 차	인삼차, 홍삼차, 수정과, 생강차, 양배추에 귤을 넣은 생즙	산수유차, 구기자차, 결명자차	현미차, 도라지차, 더덕차	모과차, 키위주스
육류	닭고기, 개고기, 양고기, 염소고기	돼지고기, 오리고기	쇠고기	
어패류	미꾸라지, 명태, 도미, 조기, 갈치	복어, 잉어, 해삼, 멍게, 게, 새우, 조개	대구, 미역, 김, 다시마, 파래, 장어	조개, 해삼, 새우, 굴, 전복, 소라, 문어, 붕어
채소	시금치, 미나리, 양배추, 쑥, 쑥갓, 파, 마늘, 생강, 고추, 후추	배추, 오이, 상추, 호박, 우엉, 가지	무, 도라지, 연근, 마, 토란, 버섯, 더덕, 당근	순채나물, 솔잎
과실	사과, 귤, 복숭아, 토마토	딸기, 수박, 참외, 바나나, 파인애플, 멜론	배, 잣, 호두, 은행	포도, 감, 머루, 다래, 앵두
곡류	찹쌀, 차조	보리	밀, 율무, 들깨	메밀

01 소음인에게 좋은 음식

보통 체질을 말할 때 성향을 일컫는 것임을 알아야 한다. 소음인이라고 해서 100% 소음인의 기질만 있는 것은 아니다. 많고 적음이 있겠지만 소음인도 다른 체질의 특성을 가질 수 있다. 체질 감별을 하는 방법은 여러 가지가 있다. 오링테스트, 위스키테스트 등이 알려져 있지만, 자신의 체질은 자신이 가장 잘 안다. 따라서 한의사와 충분한 문진을 통해서 더 정확한 체질을 감별할 수는 있다. 소음인은 주로 위의 기능이 약하므로 과식을 피해야 한다. 체질적으로 비위 기능이 약하고 소화기관이 냉하므로 될 수 있으면 찬 음식도 피하는 것이 좋다.

찰밥

위장 기능이 약한 소음인에게 추천하는 주식은 찰밥이다. 찹쌀은 한의학에서 나미(糯米)라고 하며, 맛은 달고 성질은 따뜻하다. 멥쌀보다 끈기가 많으며, 소화기를 튼튼하게 하고 기운을 북돋는 효능이 있다. 위장 기능이 약한 경우에 멥쌀 대신 사용한다. 습담(濕痰)이 많은 경우와 위장에 열이 많은 경우, 변비가 심한 경우에는 피하는 것이 좋다.

찰밥은 따뜻한 성질이 있어 위벽을 자극하지 않아 만성 위염, 위궤양 등 위장질환에 좋다. 불면증 해소, 체력 회복, 모유 대용에 효과적이고, 찰밥을 지을 때 대추와 밤을 넣으면 찹쌀에 부족하기 쉬운 칼슘과 철분을 보완해 균형 있는 음식을 섭취할 수 있다.

고추전

여러 가지 전 중에서 소음인에게 추천하는 것은 고추전이다. 만드는 방법 또한 간편하여 일상적으로 만들어 먹을 수 있다. 고추에 함유되어 있는 캡사이신은 위액 분비를 촉진해 단백질의 소화를 돕고 신진대사를 활발하게 해준다. 비타민 A와 C가 다량 함유되어 있어 더위 예방 효과가 높고, 살균 작용이 있어 식중독을 예방해 주기도 한다.

양파장아찌

양파장아찌도 일상적인 밥상에서 쉽게 접하는 반찬인데, 양파는 지방질이 적고 채소로서는 단백질이 많은 편이다. 신경의 진정 작용을 하는 칼슘이 풍부하고 철분도 많다. 양파의 매운 성분인 황화아릴은 강한 항균 작용도 한다. 황화아릴은 몸속으로 들어와 알리신으로 변하는데, 알리신은 혈관벽의 콜레스테롤을 분해해 동맥경화를 예방한다. 양파의 껍질에 많은 폴리페놀 성분의 일종인 케르세틴은 혈전을 녹이고 뭉친 혈액을 풀어 주는 효능도 가지고 있다.

⑫ 소양인에게 좋은 음식

소양인은 체질적으로 열이 많고 성질이 급하다. 특히 비위에 열이 많기 때문에 꿀이나 인삼 같은 열이 많은 음식은 피하는 것이 좋다. 차는 성질이 차가운 녹차에 감식초를 섞어서 마시면 좋다.

우엉조림

속열이 많은 소양인에게는 우엉조림을 반찬으로 추천한다. 우방이라고도 하는 우엉은 국화과에 속하는 알칼리성 식품이다. 불용성 식이섬유인 리그닌이 몸속에 들어가면 장내 물질을 흡착해 체외 배출을 도와 변비를 예방한다. 우엉에 풍부한 이눌린은 인슐린처럼 작용해 혈당을 떨어뜨린다. 우엉은 단백질을 구성하는 아미노산인 아르기닌 성분을 다량 함유하고 있다. 사포닌이 풍부해 항산화 작용 및 면역력 증진에 효과적이고 지방과 콜레스테롤을 분해해 노폐물 배출을 돕는다. 사포닌의 폴리페놀은 우엉 껍질에 많이 함유되어 있으므로 껍질과 함께 섭취하는 것이 더 좋다.

우엉이나 도라지, 연근은 껍질을 벗긴 것 말고 통으로 구입하는 것이 좋다. 껍질에 좋은 성분이 많으므로 건강에도 유익하고, 껍질 벗긴 것은 간혹 하얗게 보이도록 표백한 것이 있을 우려도 있다.

죽순나물

죽순나물 또한 좋은 선택이다. 죽순은 맛이 달고 찬 성질을 가지고 있기 때문에 번열과 갈증을 해소해 주고 원기 회복에 좋다. 죽순은 제호탕을 능가하는 효능을 가진 약재로 꼽을 정도다. 대표적인 고칼륨 음식인 바나나의 두 배, 양파의 세 배가량 칼륨이 많아 체내 나트륨 배출에 도움이 되므로 고혈압을 예방하고 혈액순환에도 효과가 있다.

미역오이냉국

미역오이냉국도 추천할 만하다. 미역에 들어 있는 라미나린 성분은 고등식물의 녹말에 해당하는 저장성 다당류로 혈압을 낮추어 준다. 끈끈한 성분인 알긴산은 소화기관인 장 점막을 자극해서 장 활동을 활발하게 해 주므로 변비 예방 효과가 있다. 칼슘 함량이 높아서 산후 아기에게 빼앗겨 부족한 칼슘을 채워 주며 근육의 수축 작용을 하므로 자궁 수축과 지혈 작용에도 좋다. 꾸준히 먹으면 몸을 알칼리화해 주기 때문에 육류나 생선, 달걀 등의 산성식품을 먹고 나서 먹으면 좋다.

03 태음인에게 좋은 음식

태음인은 폐와 심장 기능이 약하고 간 기능은 비교적 좋은 편이기 때문에 담배는 피우지 않는 것이 좋고, 술은 타고난 체질에 따라 과음을 할 수 있는데, 과음은 어떤 체질이라도 피해야 한다.

태음인은 성격상 폭식을 하는 경우가 잦지만 대장이 약해서 오히려 독이 된다. 태음인은 감기에 걸렸을 때 아스피린이 효과가 좋다. 장이 약하기 때문에 유산균이 풍부한 음식을 섭취하는 것이 좋고 당근과 사과를 함께 먹는 것이 좋다.

무나물

대장이 상대적으로 약한 태음인에게 추천할 음식은 무나물이다. 무는 열량이 낮아 다이어트에 효과적인 식품으로, 무의 디아스타아제(아밀라아제)와 페루오키시타아제 성분이 소화, 흡수를 촉진한다. 식이섬유인 리그

247

닌 성분이 대장 운동을 활발하게 하여 배변 활동을 원활하게 해 준다.

청국장

청국장에 풍부한 바실루스는 다른 유해한 세균을 제거하고 혈전을 용해하는 능력이 있어 암과 동맥경화 예방에 효과적이다. 청국장에 다량 함유되어 있는 트립신은 인슐린의 분비를 도와 당뇨병 환자에게 좋은 식품이다. 섬유질과 유산균이 풍부해 장 운동을 활발하게 해 주어 변비 예방에도 도움이 된다. 그리고 항산화제인 비타민 E(토코페롤)가 풍부해 산화되기 쉬운 물질, 특히 세포막을 구성하는 불포화지방산의 산화를 억제함으로써 세포막의 손상과 조직의 손상을 막아 준다. 비타민 E가 많이 함유된 식품에는 소맥배아유, 쌀겨, 콩기름, 옥수수기름, 면실유, 채소(특히 녹황색 채소), 콩, 소, 돼지의 간 등이 있다.

고사리나물

고사리나물도 추천할 만한 음식이다. 고사리는 신진대사를 좋아지게 해서 노폐물을 제거해 해독을 하는 효능이 있고, 찬 성질을 가지고 있어 열을 내리고 소변을 잘 보게 해 준다. 말린 나물류에는 섬유질이 많이 함유되어 있어 변비 예방에도 효과적이다.

명태

명태는 식물성 기름과 단백질, 달걀 등과 궁합이 잘 맞는다. 비타민 A와 젤라틴이 들어 있어 눈 건강에 많은 도움이 된다. 알코올 성분을 분해하는 메티오닌, 타우린 성분이 들어 있어 숙취 해소에 효과가 있다. 필수아미노산인 리신과 뇌의 영양소가 되는 트립토판이 들어 있어 성장기 아이나 수험생에게도 참 좋은 생선이다. 명태전은 일상생활에서 손쉽게 만들어 먹을 수 있다.

04 태양인에게 좋은 음식

태양인은 간 기능과 소화 기능이 약한 체질이므로 술과 담배는 특히 피해야 한다. 부족한 간의 기운을 보충하기 위해서는 소화가 쉬운 해산물 요리가 제격이다.

토란대오리탕

태양인에게 추천하는 음식은 토란대오리탕이다. 오리는 성질이 서늘하여 몸에 열이 많을 때 먹으면 좋다. 몸에 열이 많으면서 허약한 사람에게 작용해서 기침을 그치게 하고, 오장육부의 기운을 고르게 하며, 소변을 잘 나오게 한다. 오리고기는 많이 먹어도 살이 찌지 않고, 위 기능을 활발하게 한다. 오리알은 영양 부족일 때, 몸이 허약할 때 먹으면 좋다.

⑤ 감정이 좋아지는 컴퍼트 푸드

우울하거나 스트레스를 받았을 때 왠지 먹고 싶은 음식이 떠오른 경험은 누구나 있을 것이다. 이처럼 희로애락의 감정에 따라 마음을 안정시키는 음식을 컴퍼트 푸드라고 한다. 광운대학교 이상희 교수팀의 연구에 따르면, 행복을 느낄 때 대학생이 즐겨 먹는 컴퍼트 푸드는 남학생은 고기(19.2%), 술(16.7%)이었고, 여학생은 치킨(13%), 아이스크림(11.9%), 피자와 스파게티(9.9%)였다. 또 슬프거나 분노 등 부정적 감정이 심할 때는 남학생은 술(32.5%), 초콜릿(11.4%), 음료(6.8%)를 먹었고, 여학생은 초콜릿(21.3%), 술(14.6%), 매운 음식(9.9%)을 찾아 마음을 안정시켰다.

고기를 먹으면 일명 행복 호르몬인 세로토닌이 분비된다. 이것은 고기 안에 세로토닌의 원료인 트립토판(아미노산의 일종)이 풍부하기 때문인데, 미국에서는 트립토판이 천연 우울증 치료제로도 활용되고 있다. 매운맛을 느끼게 하는 고추의 캡사이신은 천연 진통제인 엔도르핀 분비를 촉진한다. 몸의 열기를 땀과 함께 배출시켜 일시적으로 기분이 좋아지게 하고 열이 식으면서 스트레스가 풀리게 해 준다.

컴퍼트 푸드는 각 나라의 경제, 문화, 정서의 차이에 따라 종류와 의미가 약간 달라진다. 남학생이 부정적인 감정일 때 술을 택한 것은 술을 통해 관계가 형성되는 한국 사회의 특성이 반영된 결과이다. 미국 남성은 따뜻하고 잘 차려진 탄수화물 음식을, 여성은 조리가 필요 없는 달콤한 초콜릿이나 과자를 컴퍼트 푸드로 인식했다.

그렇다면 이러한 컴퍼트 푸드나 입맛을 당기는 음식이 우리 몸에 긍정적으로만 작용할까? 그렇지 않다.

무엇을 먹어야 하나?

AK응용근신경학(Applied Kinesiology) 창시자인 미국의 의사 조지 굿하트 박사는 "신이 만든 것은 어떤 것이든 먹어도 좋지만, 인간이 만든 것은 항상 조심해야 한다"라며 음식 섭취 시에 지켜야 할 기본 사항을 다음과 같이 제시했다.

오렌지주스 대신에 오렌지를, 소시지햄버거 대신에 쇠고기를, 가공버터나 마가린 대신에 천연버터를, 식용유 대신에 천연올리브유를 먹으라는 것이다. 주의해야 할 음식으로는 액상과당, 합성조미료, 인스턴트식품, 커피, 가공버터, 청량음료, 가공초콜릿, 튀김 등의 정크 푸드다.

물론 현대 사회를 살면서 이런 음식을 전혀 먹지 않을 수는 없겠지만, 원칙을 알고 최대한 주의를 기울이려 노력하는 자세가 필요하다.